AlergikOzeu

Guide pour petits et grands

Véronique CASTAYBERT

Illustrations réalisées par

Emilie, 11 ans (la sœur de Nicolas)

Et

Milena, 14 ans (une amie)

http://m-drawing.overblog.com

A mes enfants, le bonheur de ma vie, qui m'ont beaucoup appris et fait grandir.

Je vous aime.

REMERCIEMENTS

Je remercie la première nourrice de Nicolas, Madame CANTY qui nous a orientés vers les allergies alimentaires que nous ignorions complètement, ainsi qu'Isabelle, sa deuxième nourrice qui a admirablement bien géré la différence de Nicolas.

Je remercie les deux Agnès et Denis de l'école maternelle de Barby en Savoie – la première équipe pédagogique de Nicolas – qui lui ont permis de démarrer sa scolarité avec un entourage de confiance. J'ai pu découvrir, avec le temps et l'expérience des autres, que cela était très précieux.

Je remercie l'AFPRAL et ses membres qui m'ont permis de découvrir que j'étais loin d'être seule dans cette situation. Leur soutien et leur combat quotidien permettent à tous les allergiques une vie meilleure.

Je remercie ma famille pour leur sollicitude envers Nicolas et leur compréhension et soutien devant les difficultés et questionnements quotidiens que je pouvais rencontrer.

Je remercie Valérie pour ses précieux conseils éditoriaux et son optimisme débordant qui m'a permis d'aller au bout de ce projet.

Je remercie mes relecteurs, Viviane et mes parents qui savent maintenant tout des allergies ;-)

J'ai une grande pensée pour mes illustratrices adorées, Émilie et Milena, qui ont passé du temps à réfléchir et dessiner pour égayer ce livre.

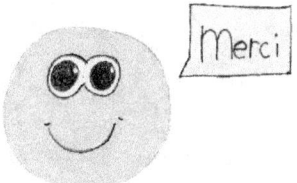

Je remercie également grandement le Dr PALUSSIERE, Allergologue, qui a bien voulu prendre le temps de relire et corriger mes écrits, ainsi que rédiger une magnifique et sympathique préface.

PRÉFACE

Du Dr Céline PALUSSIERE

Une allergie à l'œuf ? Du point de vue de l'allergologue, ceci n'a rien d'extraordinaire. C'est le quotidien même...

L'allergie à l'œuf est une des allergies alimentaires les plus courantes chez l'enfant de moins de trois ans, et concernerait environ 1,5 % des enfants. Quand l'allergologue pense « allergie à l'œuf », le tableau classique lui vient à l'esprit : un petit enfant qui présente une urticaire lorsqu'il croque son premier boudoir... Certes, les histoires cliniques ne se ressemblent pas, il y a des symptômes plus graves, des apparitions tardives... Mais le plus souvent, c'est de symptômes cutanés qu'il s'agit.

L'allergologue réalise alors des tests cutanés, prescrit un bilan biologique, et conseille une éviction de l'œuf plus ou moins stricte selon les cas. Et puis la plupart du temps, l'évolution est favorable au bout de quelques années : deux tiers des enfants ont guéri de leur allergie à 5 ans.

J'ai abordé le livre de Véronique CASTAYBERT avec curiosité. Par rapport à ce « tableau classique », quel serait le témoignage de cette maman ?

Et j'ai été très intéressée par ce voyage de l'intérieur dans le parcours d'une allergie à l'œuf, de son diagnostic à sa guérison.

Dans la peau de celle qui préconise la poursuite de l'éviction ou au contraire un assouplissement du régime, je n'avais pas toujours perçu la tension précédant le verdict, le stress même parfois des parents.

Le quotidien des familles d'allergiques est difficile. Il existe une appréhension vis-à-vis de l'alimentation qui, soudain, n'est plus uniquement source de vie et de plaisir.

La gravité des symptômes initiaux génère souvent une forte inquiétude. Le degré de l'allergie aussi : parfois, les traces d'œuf peuvent être consommées dans les préparations, parfois il faut traquer la moindre molécule d'œuf.

Le seuil de réactivité (la quantité d'allergènes qui déclenche les symptômes) est propre à chaque allergique. Il est difficile à établir : aucun de nos tests utilisés en pratique ne permet de le déterminer objectivement. L'allergologie est toutefois une discipline qui progresse rapidement, et nous disposons désormais de quelques outils qui auraient certainement été utiles à la prise en charge de Nicolas...

Dans une société où tout se côte et se quantifie – même en allergologie, on mesure les réactions cutanées aux tests, on dose les anticorps –, comment quantifier l'impact de l'allergie alimentaire sur la vie de la famille de l'allergique ? Ce qui ne se compte pas, ce qui ne s'évalue pas, existe-t-il vraiment ?

Ce témoignage nous montre que oui, avec des mots justes, relatant avec sincérité le vécu d'une maman. Nicolas a été très allergique, il ne rentre pas dans notre « tableau classique » de par le degré d'éviction très strict qu'imposait son allergie. De bonnes astuces pratiques, une bonne dose d'optimisme, et voici une épopée passionnante à lire.

Docteur Céline PALUSSIERE

http://www.allergie-bordeaux-rive-droite.com

INTRODUCTION

INTRODUCTION

Lorsque l'on découvre le monde de l'allergie, nous faisons connaissance avec un certain nombre de difficultés qui semblent s'accumuler. En apprenant à bien les gérer, de nouvelles habitudes se créent dans notre quotidien et l'on devient plus serein avec le temps.

La toute première épreuve est celle de la découverte. En effet, après la lecture des tests cutanés et l'éventuelle confirmation par prise de sang, l'allergologue nous confirme ou nous apprend qu'il faut impérativement éviter un aliment.

Une première réaction peut être de quelques questionnements à la panique : mais comment faire ? Que manger pour remplacer cet aliment ? Comment gérer les repas à la cantine ? Vais-je pouvoir mettre mon enfant chez une nourrice ? Vont-ils bien gérer tout cela à l'école ?

En tous les cas, on peut aussi le prendre comme une bonne nouvelle, surtout si des symptômes très dérangeants étaient dus à cette allergie. Imaginez retrouver une belle peau de bébé en lieu et place d'une peau fissurée d'eczéma rien qu'en supprimant un élément de votre alimentation ! Un véritable bonheur !

Lorsque l'allergologue nous informe de notre allergie ou de celle de notre enfant, et qu'il nous conseille la plupart du temps l'éviction totale, cela a l'air plutôt simple à gérer. C'est lorsque nous faisons les courses que l'on voit que cela se complique, ou lorsque nous partageons des repas avec d'autres, ou lorsque l'enfant est invité à un anniversaire, ou lorsqu'il est accueilli à l'école, au centre de loisirs, chez une nourrice. En bref, dès que nous sortons de la maison, le risque est partout !

Voici notre histoire, mes ressentis et comment nous avons géré tout cela au quotidien.

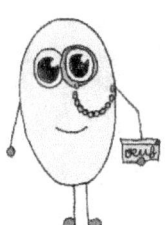

DÉCOUVERTE DE L'ALLERGIE

C'était en septembre 2000. Nicolas avait deux mois et demi quand des plaques d'eczéma ont commencé à apparaître sur son visage. Je reprenais le travail et Nicolas a découvert une nouvelle vie chez « Nounou » toute la journée. Bien que nous ayons procédé par étape pour l'habituer, je me disais que cela pouvait lui apporter du stress et générer cet eczéma.

Ayant moi-même de l'eczéma depuis la naissance et connaissant bien la relation qui existe entre ces irritations de la peau et le stress, nous avions mis ces crises sur le compte du changement de vie auquel il fallait s'adapter...

Le temps passait, l'eczéma était omniprésent sur ses joues et de moins en moins beau à voir avec des plaies purulentes. Le pédiatre nous prescrivait de la crème à base de cortisone que nous n'osions même plus mettre sur cette peau si abîmée.

Mon enfance a été « envahie » par le même type d'eczéma que j'avais sur le corps et j'imaginais déjà ce qu'allait être la vie de mon petit bonhomme : je partais sur le chemin des crèmes, des bains spéciaux, des dermatos, etc.

C'est la nourrice qui nous a aiguillés vers les allergies alimentaires en nous conseillant de consulter un allergologue. Je n'y avais même pas pensé !

J'ai donc pris rendez-vous et l'allergologue a prescrit une prise de sang pour rechercher ce que le corps de Nicolas pouvait bien rejeter. J'ai emmené mon petit bouchon de un an se faire faire une prise de sang. Un grand premier moment dans cette vie d'enfant allergique. Comment trouver de si petites veines dans ce si petit bras ? Et comment trouver du courage pour ne pas s'évader avec ce petit bout effrayé pour qu'on arrête de lui faire du mal ?

Pour l'analyse de sang, une première recherche générale a été réalisée : aliments, pollens, moisissures, acariens. Les résultats étaient impressionnants et démontraient une très forte allergie au blanc d'œuf.

Deux mois plus tard, l'allergologue a exécuté des tests cliniques : elle a déposé des gouttes d'allergènes sélectionnés sur le bras de Nicolas et a piqué la peau à l'aide d'une petite aiguille au centre de chaque goutte. Elle nous avait demandé d'apporter un œuf avec nous pour faire le test avec ses extraits allergéniques commerciaux et un vrai œuf.

Les résultats étaient sans pitié : le blanc et le jaune d'œuf ont réagi très fortement. Elle avait l'air impressionnée, ce qui ne m'a pas rassurée. Elle nous a conseillé un régime d'éviction, donc une alimentation sans œuf.

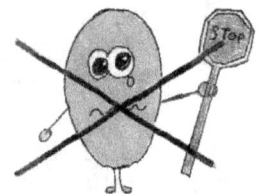

Manger sans oeufs

Au début, nous avons cherché le mot œuf dans les ingrédients de ce que nous achetions... et nous nous sommes aperçus que l'œuf est très utile : le jaune est un très bon émulsifiant et le blanc, un bon coagulant. Nous avons pu voir qu'il est très présent dans les plats préparés vendus en magasin. On peut d'ailleurs en trouver dans tous les plats, de l'entrée au dessert !

Pour les repas chez Nounou, nous utilisions le système « Petits Pots » et « Assiettes toutes prêtes »... Nous en avons éliminé plusieurs de la liste et les menus étaient finalement beaucoup moins variés ! Alors on s'est mis avec le papa à cuisiner les dimanches. Nous préparions les petits pots de la semaine que nous mettions au congélateur. Nous faisions cuire les légumes, les fruits (pour les compotes), la viande.

Tout était haché, les fruits et légumes étaient conservés dans des petits pots en verre que nous avions conservés et la viande était disposée dans des compartiments à glaçons avec un cube de viande par repas !

Par contre, après plusieurs recherches sur Internet, je me suis rendu compte qu'il ne fallait pas s'arrêter au simple mot ŒUF dans les ingrédients. En effet, cet allergène très malin, se cache, se camoufle, se disperse... et après des heures de recherche, j'ai dressé une liste de dérivés d'œuf que l'on peut retrouver dans de nombreux aliments ou cosmétiques :

Œuf, protéines d'œuf, protéine animale, poudre d'œuf, lécithine d'œuf, lécithine, E322, mots commençants par ovo, ovum, protéines ovo-lactohydrolysées, (ovo) globuline, ovomucine, ovomacroglobuline.

Blanc d'œuf, poudre de blanc d'œuf, albumen, poudre d'albumine, ovotransferrine (ou conalbumine), ovomucoïde, lysozyme (ou E1105), (ov)albumine, ovomucoïde, conalbumine (ovotransferrine).

Jaune d'œuf, poudre de jaune d'œuf, vitelline, apovitellenine (ou lipovitelline), ovovitelline, phosvitine, livetine, colorant E101.

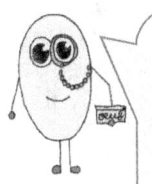

Note : Je précise que l'éviction à l'œuf n'implique pas forcément l'éviction totale de tous ses dérivés. Nicolas était concerné par cette éviction totale conseillée par l'allergologue à l'époque. Ceci est à voir avec votre allergologue.

Astuce : Disposez la viande ou le poisson haché dans des compartiments à glaçons. Eh hop ! Un glaçon par repas !

Allergie au contact

Nous faisions suivre le régime d'éviction à Nicolas du mieux que nous pouvions. L'eczéma s'était atténué jusqu'à disparaître afin de retrouver une magnifique peau de bébé. Autant dire que j'avais rattrapé le temps perdu en bisous sur les joues !!!

Mais voilà, cela ne s'est pas arrêté là... En août 2002, alors que nous passions les vacances chez Mamie, un gâteau était en préparation et les œufs étaient posés sur la table. Ils étaient disposés bien au centre, un endroit que Nicolas n'atteignait pas encore. Du moins, c'est ce que nous croyions...

J'étais en train de faire la vaisselle et j'avais donc le dos tourné. Nicolas a dû prendre quelques centimètres dans la nuit et nous ne savons pas comment, il a réussi à atteindre la boîte d'œufs. Je n'ai pas vu Nicolas s'emparer de cet étrange objet ovale... J'ai juste entendu un bruit sourd et léger ; je me suis retournée, j'ai vu que Nicolas avait fait tomber l'œuf et que celui-ci était étalé par terre.

Je lui ai demandé de s'éloigner et de patienter pour terminer ma tâche. Il s'est mis à se frotter très fortement les yeux, à gémir de plus en plus et a fini par se gratter sur tout le visage. J'étais comme figée, les mains coincées dans mes gants de vaisselle que j'essayais de retirer.

Heureusement, Tata est arrivée à la rescousse et lui a fait prendre une douche pour rincer tout ça. Elle m'a appelée catastrophée, car elle trouvait Nicolas tout bizarre : en effet, son visage était recouvert d'urticaire, ses paupières étaient tellement enflées qu'il ne pouvait plus ni les fermer, ni les ouvrir ; le nez et les lèvres avaient également enflé. Le visage de Nicolas était complètement difforme !

Mamie nous a indiqué le médecin en bas de la rue, et nous avons filé en vitesse. Heureusement, celui-ci terminait une visite et après s'être excusé auprès des patients de la salle d'attente, il nous a pris en urgence.

Il a installé Nicolas sur la table d'auscultation. Je le vois encore en train de chercher dans son bureau. Il avait sorti un flacon de Célestène (Cortisone liquide), un verre et continuait de chercher dans son bureau. Au bout d'un moment, je n'ai plus pu m'empêcher de lui demander ce qu'il cherchait encore ! Il m'a répondu très calmement qu'il se demandait bien avec quoi il pourrait faire boire le Célestène à Nicolas, car cela avait un goût amer.

J'étais tellement paniquée que je ne sais plus sur quel ton je lui ai expliqué qu'on s'en fichait que cela soit amer, il fallait que Nicolas avale ce médicament tout de suite !

Il a tenté le coup et, en effet, mon petit courageux l'a avalé sans broncher ! Il lui a ensuite donné du sirop de Polaramine (antihistaminique) pour que Nicolas arrête de se gratter.

Il a décidé de garder Nicolas dans son cabinet pour l'observer. Pendant ce temps, il l'a ausculté. Nicolas n'avait pas enflé que sur le visage : la glotte, le début du palais et la face avant du thorax avaient commencé à enfler également.

Il a fini par me rassurer en me précisant que la cortisone faisait son effet et que tout désenflait doucement. Il nous a gardés 45 minutes pour être sûr que tout aille bien. Il m'a ensuite avoué que nous étions arrivés à temps et que 5 minutes plus tard auraient été 5 minutes trop tard. Je n'ai pas bien fait attention à cette phrase sur le moment, car j'étais sur l'idée que Nicolas allait mieux.

Par contre, plus tard, dans la soirée, alors que Nicolas courait partout dans la maison, j'ai réentendu cette phrase dans ma tête et j'en ai réalisé le sens. Je n'avais plus de jambes !!! Nous avions failli perdre notre fils ce jour-là.

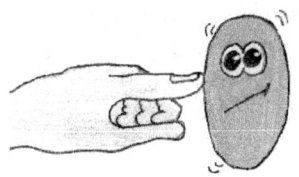 Nous avions donc fait connaissance avec l'œdème de Quincke qui se déclenchait, chez Nicolas, non pas en ingérant l'œuf, mais au seul contact de celui-ci sur sa peau !

À partir de cet instant, je n'ai plus voulu entendre parler d'œuf. J'ai banni cet aliment de ma propre alimentation. Je ne supportais pas non plus qu'on en mange devant Nicolas. Je me suis sentie assez seule dans ce sentiment et j'avais l'impression de ne pas être comprise par mon entourage qui pensait que j'en faisais trop. Cela a été assez difficile à vivre au quotidien.

Intégration à l'école

Septembre 2003, c'est la première rentrée de Nicolas !

Il a été très bien accueilli dans son école, je ne remercierai jamais assez les instituteurs et la directrice de l'époque pour cela !

Cet accueil me paraissait tout à fait normal, tout enfant devant être accueilli correctement me semblait-il. Mais il en est malheureusement autrement dans certaines écoles d'après les différents témoignages que j'ai pu lire dans les forums sur internet...

Nous avons signé un PAI (Projet d'Accueil Individualisé). Pour signer ce « contrat », étaient présents la directrice, l'instituteur, le médecin scolaire et nous, les parents. Nous avions à l'époque, dans la trousse de secours, une seringue en kit pour l'adrénaline.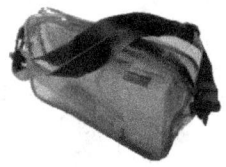

Le médecin scolaire nous a rappelé la marche à suivre pour que tout le monde sache comment réagir en cas d'accident. Nous avons parlé des conséquences d'ingestion d'œuf, des différentes étapes à suivre. Tout le monde était attentif. Nous avons été vraiment écoutés.

En ce qui concerne les collations, j'ai pu regarder le contenu du placard des goûters. J'ai acheté ce qui ressemblait à ce contenu et un espace a été réservé pour Nicolas avec ses propres goûters (boîtes de céréales, biscuits, chocolat à croquer, etc.). L'ATSEM nous informait quand un élément venait à manquer pour que Nicolas ait toujours de quoi goûter « presque comme les autres ».

En ce qui concerne les sorties, cela n'a jamais posé problème, la seringue était emportée dans une glacière. Nicolas n'a jamais été mis à part, il faisait partie du groupe. J'ai trouvé cela très sympathique et très précieux.

Vous trouverez plus de détails sur le PAI sur www.alergikozeu.info dans la partie « Conseils et Astuces »

Résultats d'analyse

Après l'incident de l'été 2002, nous avions fait un point en octobre de la même année avec l'allergologue qui avait fait un test clinique. La conclusion était « tests très positifs à l'œuf ». Nous devions évidemment conserver le régime d'éviction.

En novembre 2003, il y a eu une amélioration du résultat du test clinique. Le résultat était « tests positifs à l'œuf ». Une bonne dose d'espoir s'est installée ! La prise de sang avait confirmé le résultat : nous passions d'une classe 6 (en 2001) à une classe 2 en 2003 avec un résultat de 1,94 kU/l. Nous devions toujours conserver le régime d'éviction.

En décembre 2004, la conclusion était toujours « tests positifs à l'œuf ». La progression paraissait bonne, mais la prise de sang indiquait un résultat de 9,05 kU/l et nous voilà repartis en classe 3. Nous devions conserver encore le régime d'éviction !

Il y a eu une nouveauté pour cette année-là : Nicolas avait réagi aux tests cliniques pour les acariens et la moutarde. L'allergologue avait donc demandé une analyse de sang pour ces deux allergènes. Je lui avais également fait tester les poils de chat suite à une réaction récente de Nicolas : il s'était frotté fortement les yeux après avoir joué avec des petits chatons, la même réaction que sa maman...

Les acariens indiquaient un résultat de 1,34 et 1,95 Ku/l, nous étions donc en classe 2. Nous ne changerions pas notre quotidien : pas de moquette, changement fréquent des draps, pas trop de peluches...

Les résultats concernant le chat indiquaient 9,65 Ku/l, soit la classe 3, pas de surprise, on avait vu les effets...

Et comme disait Nicolas :

« C'est pas grave Maman,
ça se mange pas les chats ! »

Et enfin la moutarde indiquait un résultat inférieur à 0,10, soit insignifiant, et nous avons mis tout cela aux oubliettes !!!

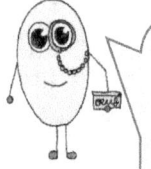

Note : À l'époque, les résultats étaient mesurés par des tests quantitatifs biologiques. Il faut savoir qu'aujourd'hui la présence d'IgE est recherchée et les résultats sont uniquement exprimés en termes de positif ou négatif.

Comment réagir face à cette allergie ?

Il m'a fallu du temps pour ne plus haïr l'œuf, mais j'y suis arrivée ! On m'a dit un jour :

> « Mais Madame, c'est Nicolas qui est allergique,
> ce n'est pas vous ! »

J'ai d'abord été choquée, blessée. J'aurais tant voulu lui prendre cette allergie ! Mais c'était bien le cas, c'était bien le petit d'homme haut comme trois pommes qui devait se responsabiliser face à ce mal et les parents étaient juste là pour le guider ! Les enfants sont impressionnants face à une situation qui nous paraît à nous insurmontable. Ils sont plus forts que nous au niveau de l'acceptation.

Nicolas demandait à trois ans :

> « Y a pas d'zeu dedans ? »

Cela m'impressionnait !

Je me souviens, lorsqu'il avait cinq ans, il en avait parfois marre de cette allergie. Il réclamait des choses qu'il n'avait pas le droit de manger en demandant quand est ce qu'il pourrait, quand est-ce qu'il ne serait plus allergique ? C'était difficile à entendre, mais je ne pouvais répondre qu'une seule chose : « On espère tous qu'un jour tu ne seras plus allergique, mais en attendant, il faut faire avec ».

Et il y avait d'autres jours meilleurs où Nicolas acceptait son allergie et refusait simplement ce qu'on lui tendait en expliquant qu'il était allergique.

Nous avons tous des périodes où tout va bien, où nous acceptons et vivons un quotidien avec l'allergie sans nous poser de questions. Et il y a des moments de ras-le-bol où l'on aimerait que cela s'arrête.

Il faut parler dans ces moments-là et l'idéal est d'en parler avec des gens qui comprennent et qui vivent la même chose.

Nos enfants sont comme les autres, ils peuvent jouer, courir, sauter, danser, chanter, être HEUREUX et vivre un quotidien comme les autres enfants.

Le régime d'éviction est difficile à tenir, mais quel soulagement d'avoir compris que l'œuf était responsable de cet eczéma affreux à l'époque, quelle joie de pouvoir lui refaire des bisous sur les joues !

En bref, il faut RELATIVISER ! Comme disait parfois Nicolas :

« Je suis allergique, mais c'est pas grave ! »

Intégration à la cantine

J'ai été conquise par la commune dans laquelle je résidais (Barby en Savoie). Non seulement l'accueil à l'école s'est fait avec une grande facilité, mais l'accueil à la cantine était simple également.

L'AEJ (Animation Enfance et Jeunesse) gérait la cantine de la commune. Ils accueillaient sans aucun problème les enfants allergiques à condition que ceux-ci apportent leur repas. Ils m'ont simplement demandé un double du PAI signé avec l'école.

Le repas devait être sous film plastique ou dans une boîte avec un couvercle « à soupape » au nom de l'enfant afin de pouvoir le faire réchauffer sans risque de « contamination » dans le micro-ondes.

Nous apportions le repas dans une glacière à l'école. Le personnel de l'AEJ récupérait la glacière quand il venait chercher les enfants. Les enfants rapportaient ensuite leur glacière à l'école.

J'essayais de suivre les menus proposés si ce n'était pas un repas trop compliqué à préparer et si j'avais ce qu'il fallait à la maison. Le soir, il fallait être motivé pour préparer le repas du lendemain, et après une dure journée de travail, ce n'était pas toujours le cas !

Vous trouverez plus de détails sur le PAI sur www.alergikozeu.info dans la partie « Conseils et Astuces »

Je ne hais plus les oeufs !

En février 2005, j'ai eu un autre regard sur l'allergie. Je ne haïssais plus les œufs, j'en mangeais ! Enfin, soyons honnêtes, je mangeais ce qui en contenait... J'en mangeais même à côté de Nicolas à condition qu'il ait quelque chose d'équivalent. Quel progrès !

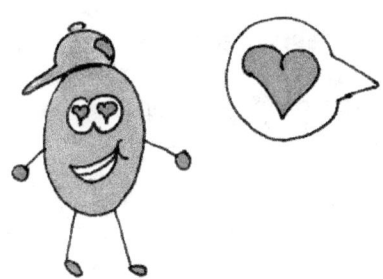

Émilie, la sœurette de 3 ans n'était pas allergique et ne devait en effet pas être privée d'œuf. Elle avait donc droit à ses propres gâteaux :

> « Nicolas, il a pas le droit pour les œufs,
> c'est à moi ! »

J'ai fini par accepter cette différence et à la banaliser... au bout de 2 ans et demi de pratique...

La fête d'anniversaire

En juin 2005, j'ai organisé la première fête d'anniversaire de Nicolas ! En ce qui concerne le goûter, je me suis fait plaisir et Nicolas a pu manger tout ce qu'il voulait sans restriction. Pas de stress autour de la table pour moi !

En juin 2005, j'ai organisé la première fête d'anniversaire de Nicolas ! En ce qui concerne le goûter, je me suis fait plaisir et Nicolas a pu manger tout ce qu'il voulait sans restriction. Pas de stress autour de la table pour moi !

Il a pu partager un moment important avec ses copains et même avec Victor qui est allergique à l'arachide et qui pouvait lui aussi manger de tout.

Outre l'allergie, il a fallu penser aux activités et décorations diverses : brochettes de bonbons et gâteau sans allergène, clown sans nez (avec un nez mobile à replacer les yeux bandés), mur recouvert de papier kraft (aujourd'hui, on a le droit d'écrire sur les murs), etc.

Un sacré bon moment où les allergies nous ont fichu la paix !

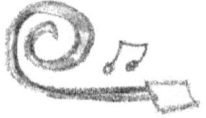

L'appel au service consommateur

Nous étions en juillet 2005. J'ai été faire des courses dans un magasin où je n'ai pas l'habitude d'aller. Et au rayon pain de mie, je me suis demandé quoi faire...

Il faut savoir qu'à l'époque, les ingrédients n'étaient pas détaillés comme aujourd'hui et ce n'était pas toujours simple de s'y retrouver.

Dans mon magasin habituel, je prenais le pain de mie au pain complet et aux 7 céréales de la marque du magasin. Dans cet hypermarché, j'ai vu que la marque du magasin listait dans les ingrédients le E322 sans préciser la lécithine utilisée. Je comparais à une autre marque qui, elle, précisait son émulsifiant. Il y avait 30 centimes d'euro d'écart et j'aurais préféré prendre le premier prix...

J'ai noté les références du produit et ai pris, celui qui précisait l'émulsifiant – le plus cher – par sécurité. Arrivée à la maison, j'ai appelé le service consommateur qui m'a demandé le code-barres, le numéro d'emballage, la date de péremption et le nom du produit. Heureusement que j'avais eu le réflexe de tout noter ! Et pour me répondre, ils me contacteront par courrier !

J'avais beau positiver dans le domaine des allergies, cela restait un point très énervant ! On devait non seulement éplucher la liste des ingrédients écrits en tout petit sur du papier transparent, ce qui rendait le tout illisible – si ce n'était pas caché par le méga-superautocollant promotionnel ! –, et lorsque nous avions un doute, on ne pouvait acheter le produit qu'un mois après parce qu'il fallait attendre un courrier ! Heureusement que certaines marques avaient la gentillesse et l'intelligence de tout préciser !

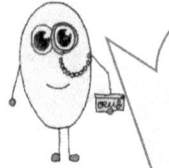

Note : Le terme E322 regroupe les différentes lécithines. À l'époque, il était possible que cela soit de l'œuf comme n'importe quelle autre lécithine. Aujourd'hui, le mot œuf est obligatoirement indiqué en toutes lettres le cas échéant. Voir dans ce livre, dans la rubrique « Conseils et Astuces – Faire ses courses ».

Un samedi bien rempli !

Le matin : fête d'été de la garderie

J'avais prévu des bonbons et des biscuits dans les poches et j'avais bien fait, car outre le buffet garni de bonnes choses à manger, toutes les activités étaient récompensées par des bonbons et chocolats... Mon p'tit loup venait échanger son gain chaque fois contre une friandise sortant de mes poches ! Il a juste failli prendre un chamallow. En effet, j'en avais déjà acheté et il supposait qu'il avait le droit d'en manger, mais n'ayant pas eu accès au paquet (liste des ingrédients), je ne pouvais lui en donner. Quand je lui expliquais, il comprenait bien, mais faisait un peu la tête quand même... C'est vrai que c'était frustrant.

Ce jour-là, j'ai été très touchée par cet évènement : un adorable petit garçon a empêché Émilie de manger un chocolat en lui disant qu'elle ne pouvait pas parce qu'elle était allergique ! La maman est venue demander confirmation en sachant que c'était Nicolas qui était concerné. On a donc expliqué à ce charmant jeune homme que la sœurette n'était pas allergique. L'entraide entre les enfants est magnifique !

L'après-midi :
L'anniversaire de Corentin

Ludivine, la charmante maman de Corentin a pensé à Nicolas pour le gâteau et a adapté une recette en supprimant les œufs. Malheureusement, il y avait de la lécithine (non détaillée) dans le chocolat blanc et des traces d'œuf dans le chocolat noir.... C'est ainsi qu'après avoir « épluché » les ingrédients de tous les biscuits du placard, elle a pu offrir un goûter à Nicolas !

Merci quand même à Ludivine qui n'a pas ignoré l'allergie de Nicolas et qui s'est rendu compte malgré elle de la difficulté que l'on avait à se procurer des ingrédients « sans » !

En tout cas, « j'ai lâché la bride », je laissais de plus en plus Nicolas gérer son allergie. Le résultat était positif : il savait qu'il n'avait pas le droit et n'y touchait pas. Une enfant du groupe s'était exclamée « Nicolas n'a pas eu de gâteau ! » et Nicolas a répondu « C'est normal, Nicolas est allergique ! ».

Mon pauvre bonhomme s'en défendait tout seul et je me rendais compte que d'habitude, c'était moi qui prononçais cette phrase. J'avançais sur le plan psychologique, et Nicolas me montrait qu'il était responsable. Nous avancions sur notre chemin.

L'anniversaire de Kévin

Kévin fêtait ses 6 ans et nous a invités à sa petite fête.

J'avais prévu un gâteau cette fois : un cake chocolat/banane dans lequel j'ai remplacé le beurre par de l'huile d'olive puisque le petit frère de Kévin était allergique au lait de vache.

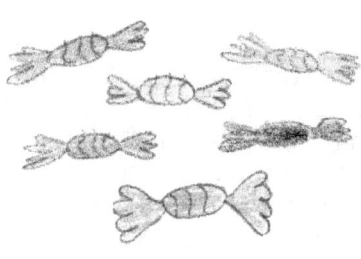

Par contre, j'avais oublié les bonbons. Heureusement, Nicole (la maman) avait conservé tous les emballages et il s'avérait que Nicolas avait droit à tous les bonbons. Génial ! Il a suçoté, mâchouillé avec joie et n'a même pas touché à mon gâteau... Ce sont les parents qui se sont régalés !

L'anniversaire était organisé dans un parc près de chez nous. Les enfants ont gambadé tout l'après-midi, ont fait une bataille de pistolet à eau, ont joué à cache-cache, au ballon, etc. C'était un très bon après-midi !

Manger au restaurant

En août 2004, nous avions tenté l'expérience de manger au restaurant et elle n'était pas vraiment réussie... Nous avions choisi une crêperie et j'avais préparé une crêpe pour Nicolas à la maison. Nous avons tous mangé notre crêpe et Nicolas a mangé la sienne encore chaude, sans souci.

Tout s'est compliqué au dessert. Nous avons exposé le problème de Nicolas à la serveuse qui nous a répondu sans hésitation qu'il n'y avait aucun souci et qu'il n'y aurait pas d'œuf dans ce qu'elle apporterait. Après plusieurs minutes d'explications sur les risques importants liés à cette allergie, j'ai enfin été autorisée à aller en cuisine pour lire les ingrédients sur les bacs à glace.

J'ai indiqué la glace à la vanille et on nous l'a apportée quelques instants plus tard... avec un joli palmier et une cigarette russe plantés dedans ! Nous avons informé le nouveau serveur de la présence d'œufs dans le biscuit (il n'avait pas été mis au courant de l'allergie !).

Il est reparti avec la glace et est revenu avec une boule de glace seule dans sa coupe.

Nicolas a commencé à la manger jusqu'à ce que j'ai pu voir un morceau de couleur rose sur le côté de la boule... la même cuillère a donc servi à tous les parfums... J'ai enlevé la partie rose de sa boule et l'ai laissé manger le reste en le surveillant de près (la trousse de secours étant dans mon sac à main). Je n'allais pas encore faire repartir son dessert. Mon pauvre doudou l'attendait avec impatience et heureusement, tout s'est bien passé pour lui. La fin du repas fut assez stressante pour moi.

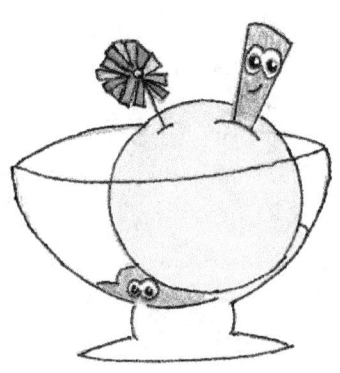

En août 2006, nous avons tenté à nouveau l'aventure, mais cette fois dans un autre restaurant et là, nous avons été TRÈS agréablement surpris !

Nous avons pris soin de réserver deux jours avant et, en précisant l'allergie de Nicolas, j'ai demandé s'il y avait des plats de base, sans sauce, sans additif. Le menu enfant était composé de melon, steak haché ou poisson pané avec pommes de terre rissolées et en dessert, de la glace.

Tout a été servi très simplement pour Nicolas sans sauce, sans vinaigrette. Son cousin, qui n'aimait pas le melon a commandé des tomates. Le serveur consciencieux est revenu demander si l'enfant qui avait pris les tomates était celui qui était allergique avant de mettre la sauce sur les tomates.

En ce qui concerne la cuisson de la viande et des pommes de terre, on m'a assuré que rien d'autre ne cuisait dans la même huile.

Pour le dessert, le serveur est revenu les mains collantes d'avoir retourné les bacs de glace pour vérifier les ingrédients en nous suggérant une salade de fruits faite maison pour être plus tranquille. Nicolas a eu droit à une jolie coupe avec son joli palmier. Ils ont bien pensé à ne pas mettre autre chose (nous, on a eu droit à la cigarette russe et à la chantilly).

J'étais vraiment ravie d'être entendue et comprise par le gérant et les serveurs de ce restaurant.

Je suis également très fière de Nicolas qui a refusé les gâteaux apéritifs que lui tendait son arrière-grand-père avec insistance et s'est vite essuyé le dos de la main qui avait touché les gâteaux.

Nous progressions ensemble : je stressais moins et Nicolas gérait lui-même ses refus ! Quel bonheur !

PAI 2005-2006

Nouvelle rentrée, nouveau PAI.

Comme l'année passée, nous nous sommes réunis avec la directrice (nouvelle directrice cette année), l'institutrice (la même que l'année précédente), le médecin scolaire (la même depuis 3 ans) et moi-même (eh oui toujours la même).

La bonne entente était au rendez-vous. La directrice ne connaissant pas cette allergie s'est intéressée au sujet et a posé des questions sur le niveau d'allergie de Nicolas.

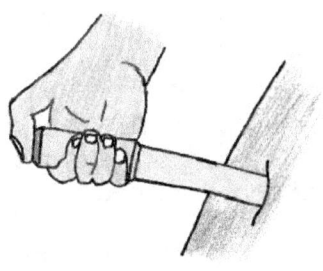

Le médecin scolaire m'avait demandé d'apporter les Anapen[1] périmés. Nous avons donc, l'institutrice et moi-même, testé le stylo injecteur dans une boule d'essuie-tout. Cela m'a beaucoup rassurée, car je ne l'avais jamais utilisé. Je conseille ce geste à toute personne susceptible de devoir injecter l'adrénaline. C'est très simple à utiliser, je m'en rendais bien compte grâce au mode opératoire, mais j'étais très anxieuse de devoir le faire.

Il a été bien convenu avec l'institutrice qu'il n'y aurait pas d'activité pâtisserie avec œuf cette année (en présence de Nicolas en tout cas).

Astuce : Ne jetez pas les Stylos injecteurs périmés ou commandez des stylos tests. Ils permettent de faire des démonstrations et de s'approprier l'objet.

---

[1] Stylos injecteurs d'Adrénaline

Les arômes !!!

En septembre 2005, j'ai vécu un petit épisode qui illustre bien la difficulté que l'on a à savoir ce que l'on peut faire consommer à notre petit allergique.

Ce jour-là, j'ai été surprise en faisant mes courses de voir des œufs dans le jambon ! En effet, je ne me méfiais pas des arômes.

Ils étaient maintenant détaillés sur ce jambon et je ne savais pas quoi faire... Était-ce juste psychologique ? Le fait de voir « œuf » en toutes lettres sur la liste des ingrédients me poussait à reposer cet article dans le rayon. Pourtant, Nicolas avait déjà consommé cette marque de jambon et n'avait pas eu de réaction... Était-ce un changement de recette ou simplement l'apparition du mot « œuf » imposé par la nouvelle directive ? Que faire ?

Finalement, j'en ai pris un autre, qui lui met du « céleri » en tant qu'arôme. Mais pourquoi aromatisent-ils le jambon ??? Les allergies m'ont amenée à lire les ingrédients et m'ont fait découvrir qu'on nous faisait vraiment avaler n'importe quoi parfois !

Vous trouverez plus de détails sur la nouvelle directive dans ce livre dans la partie « Conseils et Astuces – Faire ses courses »

Petit tracas du jour...

Un matin, Nicolas s'est réveillé avec une paupière enflée et plein de petits boutons d'eczéma autour de l'œil.

Apparemment pas de démangeaison, mais ça avait l'air de piquer quand on touchait...

Je lui ai donné du Polaramine, et j'ai appelé les services conso du magasin qui vend les gnocchis que nous avions mangés la veille au soir... Évidemment, je n'aurais pas la réponse rapidement...

Moi qui avais bon espoir en ce qui concerne les traces d'œuf... je commençais à en douter...

Finalement, peut-être que cette réaction n'avait rien d'une allergie, Nicolas était un peu stressé en cette période...

J'espérais qu'après la sieste, les irritations se seraient calmées, mais il n'en était rien.

Au réveil, il avait toujours de l'eczéma, cette fois sur les deux paupières et autour des deux yeux. Je lui ai donné du Célestène... J'ai listé ce qu'il avait mangé depuis le matin et j'ai appelé les services consommateurs. Pourtant ce n'étaient que des aliments habituels....

Je n'ai pas eu de réponse en ce qui concerne cette réaction sinon une supposition d'allergie aux acariens.

Il arrivait en effet à Nicolas d'avoir de temps en temps la peau très sèche autour des yeux. Cela le démangeait.

Je n'arrivais pas à savoir ce qui pouvait provoquer ces plaques. Nous avions vraiment traqué toutes les traces d'œuf et cela persistait par période.

Un jour, on m'a soufflé l'idée de la boulangerie. Eh oui, je prenais le pain dans une boulangerie et nous n'avons évidemment pas la liste des ingrédients sur la baguette !

Me voilà partie dans une histoire que je n'imaginais même pas ! Vous connaissez les dialogues de sourds ? En voici un exemple :

— « Bonjour Madame, mon fils étant allergique à l'œuf, il me serait très utile de connaître la composition exacte de votre baguette. Vous serait-il possible de m'aider ? »

— « Il n'y a pas d'œuf dans le pain. »

— « Certes, mais il est très allergique et les dérivés d'œuf peuvent lui provoquer une réaction. Pourrais-je m'entretenir avec le boulanger ? »

— « Je vais lui demander. »

— « Merci Madame. »

La vendeuse revient.

— « C'est bien ce que je pensais, il n'y a pas d'œuf dans le pain. »

— « … »

— « … »

— « Ok, euh, il me vient une autre question. Votre baguette cuit-elle dans le même four que les pâtisseries ? «

— « Oui, évidemment, comment voulez-vous qu'on fasse autrement ? »

— « D'accord. Merci Madame, au revoir. »

Voilà. Nous étions bien avancés ! Je ne connaissais pas plus la composition de la baguette. Par contre, j'imaginais possible que le pain soit « contaminé » dans le four, par la cuisson des pâtisseries.

On me conseille alors une boulangerie près de chez moi, qui cuit ses baguettes dans des fours « tiroirs ». Les pâtisseries ne peuvent pas y entrer. Je m'y rends donc et je fais une tout autre rencontre.

La vendeuse appelle le pâtissier qui vient bien volontiers me voir. Je lui pose les mêmes questions. Il est parti dans l'arrière pièce et est revenu avec les emballages de tout ce qui composait ses baguettes. Nous les avons lus ensemble. À ce niveau-là, tout était bon. Il m'a ensuite montré ses fours « tiroirs » en me certifiant que chaque type de pain avait sa place. Les pains viennois et les autres baguettes n'étaient pas cuits dans les mêmes tiroirs et ils n'intervertissaient jamais leurs places.

Je suis partie rassurée avec mes baguettes. Depuis ce jour, les plaques sèches autour des yeux ne sont plus revenues...

LA RÉINTRODUCTION

Visite annuelle chez l'allergologue

En novembre 2005, nous nous sommes rendus chez l'allergologue pour faire les pricks-tests. Le docteur a testé l'œuf bien évidemment, ainsi que l'arachide, le poisson, le soja, la farine de blé, et la moutarde sur le bras droit puis les acariens : D.PTERONYSSINUS et D.FARINAE sur le bras gauche.

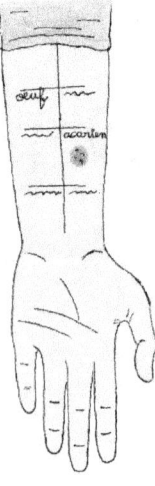

Et là, oh surprise, nous attendions la papule rouge au niveau de l'œuf et elle n'est pas venue ! Nicolas s'est plaint de démangeaisons sur le bras gauche — sur le test des acariens —, mais RIEN sur le bras droit !

Nous avons attendu encore, encore, et encore… toujours rien ! Aucune réaction pour l'œuf ! C'était à peine croyable !

L'allergologue a donc noté 0 pour la réaction de chacun des allergènes sauf + pour les acariens D.FARINAE.

On a emmené Nicolas faire une prise de sang le samedi suivant pour en savoir plus en ce qui concernait l'œuf afin de savoir comment nous pourrions entamer une... RÉINTRODUCTION !!!

J'en étais euphorique, je désespérais d'apprendre cette bonne nouvelle.

Déception...

L'euphorie de la précédente nouvelle a été rapidement calmée... Nous n'avions pas encore eu les résultats de la prise de sang que nous avions déjà eu des résultats concrets et pas des plus joyeux...

Le papa de Nicolas m'a appelée et m'a raconté la scène : Nicolas a léché une cuillère pleine de chocolat. Cette cuillère a servi à étaler le chocolat sur des gâteaux contenant des œufs. Nicolas a réagi très rapidement et s'est mis à se gratter fortement le visage et le cou. Papa a donné rapidement du Polaramine et du Célestène et la réaction s'est calmée dans les cinq minutes.

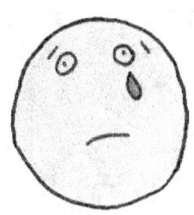

Que d'émotions opposées en si peu de temps.... quelle déception... il devait y avoir une ou deux minuscules miettes sur cette cuillère, vraiment pas grand-chose...

Comment envisager une réintroduction après une réaction avec cette dose infime ?

Résultat
prise de sang

Nous avions enfin reçu les résultats de la prise de sang. Je les attendais avec impatience pour comprendre ce qui s'était passé. Pour l'œuf entier, il était indiqué 1,27 kU/l soit en classe 2. Nous gardions donc espoir d'une réelle progression cette fois.

L'allergologue que nous allions voir avait plus foi dans les résultats du prick-test que dans ceux de la prise de sang. Il nous incite donc à démarrer la réintroduction à la maison, malgré l'incident du chocolat...

Réintroduction
1er jour

En cette fin d'année 2005, nous étions à un point que nous attendions depuis longtemps : la réintroduction de l'œuf dans la vie de Nicolas !

J'ai été faire les courses et ai lu les ingrédients différemment : je cherchais des œufs !

J'ai trouvé bon nombre de paquets avec des traces, mais sans œuf... eh bien mince alors, il avait du choix ! Avec l'habitude de traquer la moindre trace, je ne m'en rendais pas compte. J'ai fini par trouver un paquet avec « jaune d'œuf en poudre » du style gaufrette et un autre paquet avec « œuf » du genre biscuit petit-déjeuner.

Nous avions décidé de ne pas informer Nicolas de la réintroduction pendant un moment. En effet, nous cherchions à éviter les réactions « psychologiques » (merci Papi JM pour le conseil !). J'ai essayé tant bien que mal de ne pas avoir les yeux rivés sur lui pendant qu'il mangeait son biscuit... J'avais passé ce cap de ne plus faire une obsession de l'allergie, il ne fallait pas que cela revienne pendant la réintroduction !

Pour éviter les soupçons, j'ai choisi les biscuits du genre « Petit-Déjeuner » qui ressemblaient à ceux qu'il connaissait déjà. Il a mangé son biscuit et n'a eu aucune réaction. Tout s'est très bien passé !

Il les a tellement aimés qu'il a voulu les emmener pour la journée sportive de mardi à l'école ! Là il a fallu ruser, c'était encore un peu tôt pour risquer les gâteaux aux œufs avec l'école... J'ai prétexté que les gâteaux nappés au chocolat en dehors de la maison, ce n'était vraiment pas pratique et qu'il s'en mettrait partout...

J'étais ravie de cette avancée. Papa allait finir tranquillement la boîte de biscuits chez lui et j'entamerai les gaufrettes la semaine suivante.

Pour l'instant, nous restions dans la catégorie des biscuits secs.

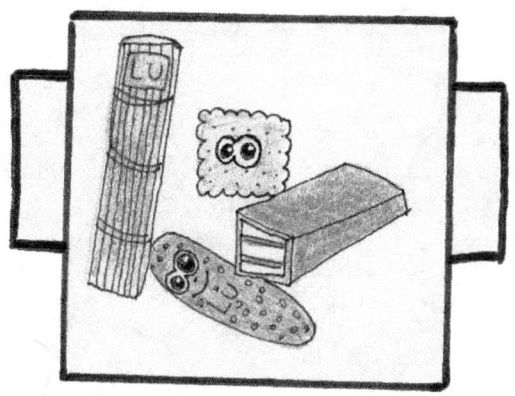

Biscuit industriel
essai n° 2

Nous continuions sur la bonne voie :

Quelques jours plus tard, j'ai glissé une gaufrette à Nicolas au petit déjeuner et mis à part le fait qu'il préférait ses « chocos »... il n'a eu aucune réaction !

J'ai décidé alors que lors de mes prochaines courses, je prendrai des « chocos » contenant des œufs, ce serait plus simple. Ceux qu'il mangeait à ce moment-là contenaient de la lécithine, mais sans certitude que ce soit de l'œuf.

En tous les cas, je restais sereine et impatiente de passer à l'étape suivante. Nous avons continué avec des gâteaux industriels pendant un temps. Maintenant que nous avions du choix, nous pouvions nous faire plaisir !

Réintroduction, on passe à la brioche !

En ce début décembre 2005, après trois essais à plusieurs jours d'intervalle de biscuits industriels, j'ai appris à Nicolas ce matin-là qu'il mangeait des biscuits contenant des œufs.

Après un instant de surprise et d'étonnement, il a sauté de joie et m'a demandé s'il pouvait goûter la brioche qui était sur la table.

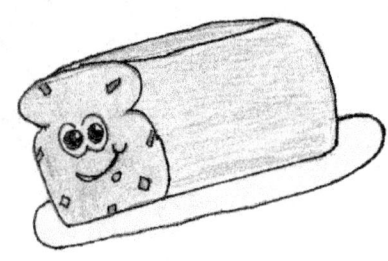

Je lui ai donc donné un quart de tranche de « brioche aux œufs frais » et il n'arrêtait pas de répéter :

« Regarde maman, je mange des œufs
et je gonfle pas ! »

Autant vous dire que je l'ai bien observé jusqu'à la fin du petit déjeuner !

Et en effet, aucune réaction ! J'ai quand même limité à ce quart de tranche me disant que je lui en proposerai régulièrement pour que son corps s'habitue.

Nicolas a mangé sa première brioche et a adoré le goût. Que de joie et de bonheur autour de ce petit déjeuner !

Quelques plaques d'eczéma...

Alors que la réintroduction faisait partie du quotidien – un peu d'œufs par ci, un peu par là –, un matin de décembre, Nicolas s'est mis à se gratter le cou et le creux des bras... J'ai regardé son corps et j'ai aperçu des plaques d'eczéma (l'eczéma bien rouge et piquant...). J'ai alors décidé de revenir aux « chocos » traditionnels « sans œufs » pendant quelque temps.

Nous avons donc fait une pause dans la réintroduction pour voir si sa réaction était liée ou non à l'allergie...

Réintroduction : toujours en stand-by

En février 2006, Nicolas avait toujours autant d'eczéma dans le creux des bras et sur les fesses. L'eczéma s'était estompé au niveau du cou et du creux des genoux, mais ça grattait toujours.

Je n'ai donc pas repris la réintroduction, car je n'aurais pas de moyen de savoir s'il réagissait ou non... J'attendais que le froid parte en espérant que les plaques d'eczéma le suivent...

Lors d'une période où sa peau allait mieux, j'ai fait les courses et ai fait choisir à Nicolas les gâteaux qu'il aimerait goûter. Puis, nous avons gardé le paquet dans le placard en attendant... C'était frustrant, mais nous n'étions plus à un mois près. Nous avons pris notre mal en patience...

Mais tout n'était pas perdu, nous avons gardé le rythme du régime sans œufs et Nicolas s'est tout de même régalé !

Nos crêpes ont été très appréciées : en effet, le jour de la Chandeleur, la nourrice a hérité de nos crêpes sans œufs pour le goûter. Et le lendemain, nous avons offert des crêpes sans œufs à l'école (dans les deux classes, même Émilie y a eu droit).

Ensuite, nous avons confectionné des bugnes sans œufs, on s'en est également régalé !

NON, les allergies ne nous enlèveront pas le goût des bonnes choses !

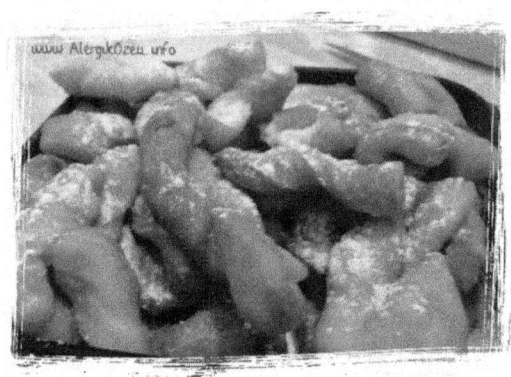

L'histoire des
tartelettes aux fraises

Précédemment, je parlais d'un paquet de gâteaux choisi par Nicolas en vue d'une réintroduction de l'œuf dans son alimentation.

Bien qu'il soit dans le placard, je n'ai pas mis ce paquet hors de la vue des enfants. Émilie, du haut de ses 3 ans et demi, lorgnait les tartelettes aux fraises depuis un moment et les réclamait de temps en temps.

Je lui expliquais donc, à chaque réclamation, qu'il s'agissait du paquet de Nicolas, et que nous ne l'ouvririons seulement lorsqu'il pourrait en manger. Émilie commençait à s'agacer en disant qu'ELLE pouvait en manger, car ELLE pouvait manger des œufs, et qu'ELLE n'avait pas choisi de paquet dans le magasin. Je répondais qu'en effet, je lui en ferai choisir un lors de nos prochaines courses.

Les réclamations se faisant de plus en plus fréquentes et n'ayant pas pensé à cacher le paquet pour qu'il se fasse oublier... je commençais à faiblir. J'ai demandé à Nicolas si nous pouvions ouvrir son paquet à savoir qu'il aurait la possibilité d'en choisir un autre le moment venu. Nicolas a fait la moue et n'était pas d'accord, aïe... ça se compliquait.

J'expliquais calmement qu'en effet, nous pouvions l'ouvrir pour Émilie et que pour lui, nous allions fabriquer des tartelettes aux fraises !

Le visage de Nicolas s'est illuminé d'un joli sourire : il était d'accord avec ma proposition, ouf !

J'ai donc regardé dans le frigo : j'avais de la pâte feuilletée toute prête.

L'heure du goûter était déjà là, tant pis, on s'est quand même lancés dans la préparation de nos tartelettes et je leur ai donné à goûter en même temps puisqu'on s'y est pris trop tard.

Émilie a évidemment choisi le paquet de tartelettes... Nicolas a mangé ses chocos préférés sans broncher.

Et voilà Émilie qui, tout en mangeant, a commencé à chanter :

« Moi je peux manger les gâteaux aux œufs parce que moi je suis pas allergique nananère euh... »

Ma réaction ne s'est pas fait attendre et j'ai expliqué à Émilie que ce n'était pas drôle et pas gentil du tout de réagir ainsi. Je lui ai dit que l'allergie n'était déjà pas facile à vivre et que de se moquer faisait du mal.

À cet instant, Nicolas s'est mis à pleurer. J'ai accouru de l'autre côté de la table et ai consolé Nicolas en lui expliquant qu'Émilie ne se rendait pas compte, qu'elle devrait avoir compris et qu'elle ne le referait plus.

Le feuilleton a continué : Émilie s'est mise à pleurer à son tour. J'ai refait le tour de la table et ai consolé ma puce qui s'est rendu compte qu'elle avait blessé son frère. Ensemble, nous avons rejoint Nicolas et je me suis retrouvée avec mes p'tits loups sur les genoux, tout le monde pleurait et on se disait tous pardon.

Quelque temps plus tard, la sonnerie de la minuterie a retenti et j'ai sorti nos tartelettes du four. Les tartelettes « pleuraient » elles aussi, dégoulinantes de confiture.

Après cette belle pagaille de ce moment de n'importe quoi, j'ai retenu une belle morale :

Anticiper !

- Si on achète un paquet pour l'un, en prévoir un pour l'autre (allergique ou pas) ;

- Si on veut fabriquer un aliment pour l'allergique, faire en sorte que ce soit prêt quand on ouvre le paquet du produit tout fait pour le non allergique.

Finalement, quand tout le monde fait le régime d'éviction, c'est plus simple à gérer, mais tout le monde n'est pas allergique, pas facile...

Les oeufs, le retour !

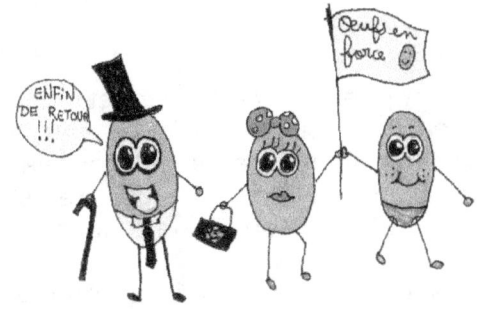

« Au mois de mai, fais ce qu'il te plaît »

dit le dicton. Eh bien c'est parti, le froid est parti, l'eczéma de Nicolas quasiment avec, donc il me plaisait de retenter la réintroduction maison !

Ce matin-là, les enfants et moi étions partis faire des courses et, au rayon biscuit, je leur dévoile ma surprise :

« Chacun choisit un paquet de biscuits ! »

Réaction :

« Comment ? Quoi ? Avec des œufs ? On peut ? Youpi ! »

Coup de chance, Nicolas a choisi des barquettes à l'abricot contenant des « œufs pasteurisés » : choix idéal pour recommencer. Le choix d'Émilie portait la mention « œuf en poudre », c'est parti on a pris !

L'heure du goûter arrivant, chacun se jette sur sa boîte à biscuits. J'ai prévenu Nicolas qu'il fallait être prudent, que ces biscuits resteront une dégustation, et j'ai limité à 3 barquettes. Je l'ai rassuré en lui indiquant qu'il terminerait son goûter avec d'autres gâteaux autorisés. J'ai eu à peine le temps de me retourner qu'il en avait avalé 4, mon grand gourmand !

On a stoppé la dégustation, et on a terminé avec les chocos habituels. Tout s'est bien passé, aucune réaction cutanée, rien à redire, fabuleux !

J'ai suggéré de continuer les deux paquets de biscuits pour la semaine, et la semaine suivante d'enchaîner avec la mention « œuf » dans les ingrédients (œufs qui devraient donc, d'après moi, être un peu moins cuits que les œufs en poudre ou pasteurisés...) Ça fait du bien au moral tout ça !

Il n'y a plus qu'à surveiller les plaques d'eczéma quand même... à suivre...

Qui s'y frotte, s'y pique... m'énerve la dermatite...

Quelques jours sans réaction se sont suivis avec 3 à 4 biscuits contenant des œufs par jour. Puis, sont apparues quelques plaques d'eczéma sec et piquant sur le torse de Nicolas.

Maman badigeonnait le jour, Nicolas se griffait la nuit...

Nous avons donc réduit la quantité à un seul biscuit par jour. Je me demandais bien quel chemin continuer : le régime d'éviction total pour que le corps oublie ou l'ingestion de traces pour que le corps s'habitue et finisse par accepter ?

Trois jours à la maison de l'enfance

C'était le bon temps...

Nous étions habitués à notre chère nounou qui a admirablement bien géré l'allergie de Nicolas tout le long de l'année scolaire. Pas de repas à préparer, pas d'inquiétude, plus d'explications à donner, la routine d'un non allergique... finalement, le rêve inespéré pour nous !

Et ça recommence...

L'année suivante, Nicolas rentrait en CP. Nous changions d'école et de système de garde et reprenions la dure réalité des repas à préparer et des explications à fournir à nouveau.

Au début des vacances estivales, il s'est trouvé que la nourrice nous a demandé trois jours de congé... C'était pour nous l'occasion de se préparer à un nouveau lieu. Nous avons choisi la maison de l'enfance près de la future école des enfants. Ils iront pendant l'année scolaire dans ce centre de loisirs, tous les mercredis et pendant les vacances scolaires. Autant découvrir cet endroit un peu en avance.

Inscription

J'ai pu rencontrer une équipe jeune et fort sympathique, mais qui ne connaissait pas le monde des allergies. J'ai pu entendre le grand classique que certains d'entre vous reconnaîtrez : « Oh, mais on fera attention à ce qu'il n'y ait pas d'œufs dans les plats. On verra avec le traiteur, c'est simple à gérer... »

Ils avaient un enfant allergique à l'arachide. La maman regardait les menus et décidait suivant les repas proposés de lui préparer elle-même son plat ou non. Vu la difficulté du régime d'éviction, je précisais que ce n'était pas si simple, et j'expliquais que je préférais apporter systématiquement le repas de Nicolas.

Premier jour

J'avais prévu vingt minutes pour rencontrer les animateurs. J'ai accompagné les enfants dans leur salle et on m'a accompagnée à la cuisine pour y déposer le repas. J'ai détaillé le contenu de la glacière. J'avais écrit le nom de mon bonhomme sur toutes les boîtes. Nous sommes ensuite passés à la trousse de secours et son mode opératoire. Nous avons choisi un lieu facile à repérer pour atteindre la trousse rapidement ; quoi de mieux que l'infirmerie ?

J'ai ouvert la trousse et nous avons lu ensemble le processus à suivre en cas de réaction. J'ai détaillé son contenu au fur et à mesure des explications. Je comprenais l'inquiétude et l'intrigue vis-à-vis de l'Anapen et me souvenais d'un Anapen périmé que j'avais conservé en vue de faire des démonstrations. Je leur apporterai le lendemain.

Nous avons discuté un peu de l'œuf et de ses dérivés tels que le colorant jaune, la lécithine, etc. ainsi que de l'œuf caché. J'aimais bien donner l'exemple du surimi, car peu de personnes savent que cela contient du blanc d'œuf.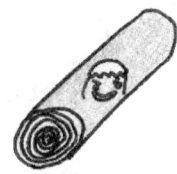

L'équipe m'a écoutée attentivement et a bien compris les enjeux. Je leur ai laissé mon bonhomme, confiante et suis partie travailler tranquille.

Deuxième jour

J'ai croisé des nouvelles têtes dans l'équipe, et ai donc confié la glacière à une nouvelle personne. J'ai redonné quelques explications et nous avons pris tout le temps de voir le contenu de la trousse avec les nouveaux animateurs. Je leur ai fait tester l'Anapen périmé dans une boule d'essuie-tout en suivant le mode opératoire. Une animatrice m'a rassurée lorsqu'elle m'a parlé de ses propres allergies, de son propre œdème de Quincke. Elle avait également déjà eu l'occasion de garder un enfant qu'elle avait pris en charge lors d'un début d'œdème. J'ai ressenti un profond soulagement.

Étant rassurée, je suis partie travailler sereinement.

Troisième jour

Après avoir déposé la glacière et détaillé son contenu, j'ai sauvagement lâché mes fauves en partant travailler, l'esprit complètement détendu.

Bilan

Un petit séjour qui me rappelle qu'avec une bonne préparation et de bonnes informations, on peut gérer son allergie au mieux et sans inquiétude.

Cela demande juste un peu de travail le soir, mais que ne ferait-on pas pour ses enfants ?

Un petit peu de temps en temps...

Essai numéro... eh bien je ne sais plus, allez, on se lâche un peu et on essaye de temps en temps pour voir...

Un quart de madeleine aux œufs frais, déposée subtilement à côté du bol de mon Nicolas...

— « C'est pour moi ? », a-t-il dit les yeux tous grands ouverts.

— « Eh oui, on réessaie aujourd'hui, si tu es d'accord bien sûr ? »

— « Oh, oui ! » qu'il était d'accord et il goûtait avec délice sa bouchée de madeleine.

Nous avons recommencé le lendemain avec un quart un peu plus gros et puis le surlendemain avec une bonne moitié et puisque tout allait bien, on est arrivé en fin de semaine avec LA madeleine entière !

Pour être sûr du sérieux de Maman, Nicolas a demandé s'il pouvait vraiment tout manger. Quel beau cadeau une madeleine aux œufs frais !

Et quel beau cadeau de voir son enfant si ravi de la déguster !

C'est les vacances !

Août 2006, c'est parti pour LE grand voyage ! Nous avons traversé la France pour rejoindre Papi et Mamie sur la côte Landaise.

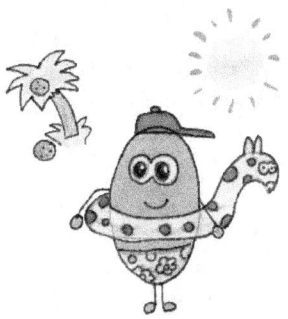

Pour faciliter nos haltes familiales sur le trajet, nous avons emporté des pâtes sans œuf pour le repas, des chocos pour le goûter, du lait et des céréales pour le petit déjeuner, du bicarbonate et de la fécule de maïs pour d'éventuelles préparations, sans oublier, bien sûr la trousse de secours. Nous étions parés.

Le substitut a servi à manger des crêpes chez tata Sandrine et les pâtes ont été consommées sans modération chez tatie Joëlle.

Arrivés chez les grands-parents et une fois bien reposés, nous avons allégé le régime et essayé le boudoir aux œufs frais. Le lendemain, nous avons tenté le pain au chocolat (nommée « chocolatine » dans la région) doré à l'œuf nous a dit la boulangère.

Nous étions sur la bonne voie !

L'expérience d'un dimanche a été le restaurant : réservation à l'avance, plat de base sans sauce et le repas s'est passé sans encombre et surtout sans stress.

Nous étions encore loin des omelettes, mais nous ouvrions un large panel de possibilités, du moins à cet instant dans le cadre familial, mais quel soulagement !

Elle est pas belle la vie ?

Un oeuf dans le gâteau fait maison !

Et voici un autre cap de passé ! Oui, j'ai osé !

L'allergologue nous l'avait suggéré après l'étape des biscuits industriels contenant des œufs : nous sommes passés à l'intégration d'un œuf dans un gâteau fait maison !

J'ai pris la recette du cake chocolat banane et j'ai remplacé la moitié du substitut par un œuf, un vrai !

Ma sœur m'a aidé à la composition du gâteau, mais j'ai cassé personnellement et symboliquement le fatidique objet de réintroduction. Cela faisait longtemps que ça ne m'était pas arrivé.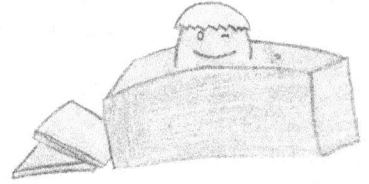

— « Et ça fait quoi ? »

— « Eh bien tout drôle... mais pas de stress ! »

La recette indiquait une cuisson de 40 minutes à 180 °C. J'ai modifié le temps à 50 minutes et j'ai baissé la température à 170 °C.

Hum, le four de Mamie était à chaleur tournante, ce qui modifie la cuisson. J'ai rajouté 15 minutes en cuisson « normale » et le gâteau était enfin cuit.

La pâtisserie a été servie pour le goûter et Nicolas était enchanté de pouvoir y goûter (un quart de tranche pour commencer).

— « Tu aimes ? »

— « Bof, j'aime pas trop les œufs. »

— « Ah, ce n'est pas bien grave... en tout cas, ton corps à l'air d'apprécier, lui. Et ça, c'est important ! »

Nicolas était ravi et nous aussi.

Le lendemain, Nicolas a réclamé du gâteau « ozeu » pour le petit déjeuner. Nous avons tenté une tranche fine et tout s'est bien passé.

Pouvions-nous crier victoire ? Osait-on ? Chut, attendons encore un peu...

> Retrouvez la recette du cake chocolat-banane sur www.alergikozeu.info dans la rubrique « Recettes sans oeufs – Recettes sucrées »

L'anniversaire de Victor

En septembre 2006, Nicolas est invité à l'anniversaire de Victor. Barbara, sa maman, avait prévu une belle et très bonne tarte aux pommes sans œuf pour Nicolas. En effet, Victor était allergique à l'arachide, elle comprenait donc très bien. Un grand merci à elle d'avoir pensé à Nicolas.

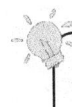

Vu la réintroduction bien avancée, nous étions quand même tentés par le beau gâteau marbré... J'ai alors demandé combien d'œufs avaient été mis dans ce gâteau : 4 œufs ! Ouh là là, il fallait rester raisonnable avec la tarte aux pommes. Nous n'en étions qu'à un œuf dans la réintroduction.

Mais comme d'habitude, la préoccupation des enfants lors d'un anniversaire n'est pas vraiment sur ce qu'ils ont dans l'assiette, mais plutôt sur l'ouverture des cadeaux et de pouvoir jouer avec le contenu !

Alors, les mamans, ne stressez pas, allez bavarder, savourez votre café et laissez-les s'amuser !

Gâteau avec un œuf, mais cuit moins longtemps...

Nous avons donc continué la réintroduction avec le même gâteau (toujours le chocolat-banane, on adore !). Je ne mettais toujours qu'un œuf, mais je revenais à la recette initiale en ce qui concerne la température et le temps de cuisson : 40 minutes à 180 °C.

Nous avons mangé un excellent gâteau et Nicolas l'a très bien digéré. Pas d'eczéma supplémentaire, tout allait bien !

Nous en étions ravis !

Patozeu ? Oui des pâtes aux œufs frais !

Après le gâteau avec un œuf, je m'étais dit que nous pouvions tenter d'autres aliments contenant des œufs.

En faisant mes courses, au rayon pâtes, je me suis interrogée... D'autant plus que mon fils avait modifié un peu ses goûts et avait décrété ne plus aimer les pâtes !

Je n'avais jamais pris de pâtes « farcies » telles que les raviolis, car ils contenaient toujours des œufs.

Je me disais qu'avec des œufs et en plus accompagnées d'un goût différent, les pâtes passeraient peut-être mieux. J'ai donc arrêté mon choix sur des « Tortellinis » avec 14 % d'œuf.

Eh bien, comme pour les gâteaux, tout s'est bien passé et Nicolas a aimé les pâtes !

Nous continuions donc sur la lancée...

Réintroduction maison : deux oeufs dans le gâteau !

En octobre 2006, une nouvelle étape est franchie ! J'ai confectionné un gâteau avec deux œufs et n'ai pas changé le temps de cuisson de 40 minutes.

J'ai repris mon habituel Cake à la banane et Nicolas n'a eu aucune réaction... négative, car il a trouvé le gâteau excellent !

Victoire ! Mais quelle sera la nouvelle étape ?

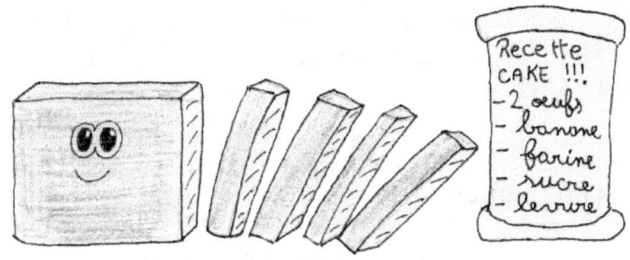

Réintroduction : un jaune d'oeuf bien cuit !

En ce mois de décembre 2006, nous avions pris d'autres habitudes. La réintroduction de l'œuf poursuivait son cours sans vraiment évoluer.

Les goûters de Nicolas, pris à la maison, se sont améliorés ; il mangeait une madeleine par ci, une brioche par là...

Les repas aussi variaient un peu en ajoutant des préparations contenant des œufs, tels que des raviolis frais.

Quant aux repas ou goûters pris à l'extérieur, nous restions prudents et nous contentions du régime sans œuf.

Et puis vient ce dernier jour de l'année 2006. Je me disais que Nicolas n'était peut-être plus vraiment allergique.

En tout cas, il l'était moins, mais jusqu'à quel point ? Devions-nous revoir l'allergologue pour refaire des tests pour le savoir ?

Les résultats étaient plutôt excellents et l'allergologue disait que Nicolas n'avait plus rien. Alors pourquoi j'en doutais finalement ?

J'ai alors tenté le coup et faisant mes courses j'ai acheté des œufs bio pour être plus sûre de la qualité de l'objet ovale.

Arrivée à la maison, je me suis retrouvée noyée dans de grands questionnements : « Et combien de temps on fait cuire ce truc-là ? », « Et on attend que l'eau boue ou on le met directement ? »

Malheur, tant d'années se sont écoulées sans faire cuire un œuf à la maison ; j'en ai oublié comment faire...

J'ai tout de même essayé : j'ai attendu que l'eau boue, j'ai déposé deux œufs et attendu 3 minutes.

J'ai retiré l'œuf de l'eau et l'ai déshabillé d'un peu de sa coquille.

Arg, le blanc était un peu mou... J'ai planté une pointe de couteau dedans et accédé jusqu'au jaune qui dégoulinait littéralement.

Apparemment, trois minutes ne suffisaient pas... Ce ne serait pas dix par hasard... Mais oui, mais c'est bien sûr, 3 minutes, ce sont les œufs à la coque !

« Allo Maman ? » Cela me rappelait ma vie d'étudiante... Maman a confirmé les dix minutes, et moi j'en ai rajouté au moins deux pour bien cuire tout ça.

J'ai découpé mes ovoïdes en tranches aussi délicatement que possible et les ai disposés dans une assiette.

Eh bien quelle aventure ! Une assiette de rondelles d'œufs durs en entrée sur ma table !

Allez « Aàààààà taaaaable ! » J'ai prévenu Nicolas qui faisait la moue, mais qui voulait bien essayer.

J'ai utilisé la pointe d'un couteau et extrait une grosse miette de jaune d'œuf d'une rondelle, bien au centre de celle-ci, loin du blanc (plus allergisant) et l'ai servie à Nicolas.

« Mouais, c'est un peu sec, bof ». Le goût ? « Pas terrible... » J'ai réagi comme lui avec une rondelle entière et ai eu les mêmes sensations. Finalement, ça n'avait rien d'extraordinaire un œuf dur !

Nicolas a continué son repas sans aucune réaction ! Tout allait bien et nous continuerons avec des quantités un peu plus importantes la prochaine fois.

Et un grand pas de plus vers la victoire !!!

Ou comme dit le principal intéressé :

> *« Un petit pas pour l'œuf et*
> *un grand pas pour Nicolas ! »*

Un nouveau plat en dégustation...

Depuis le premier essai avec les œufs durs, nous en avions fait un autre, avec une rondelle entière de jaune. Et tout s'est également bien passé.

En mars 2007, j'ai tenté les quenelles ! Presque 50 % d'œuf, c'est le premier ingrédient de la liste !

Émilie et Nicolas n'ont pas vraiment apprécié le goût, un peu comme tout ce qui était nouveau d'ailleurs. Nicolas avait quand même tenté et avalé sa quenelle. Et hormis les plaques d'eczéma déjà existantes, rien d'anormal.

Ce n'était pourtant pas mauvais mon p'tit plat : j'avais déposé les quenelles dans un plat allant au four. Je les avais arrosées d'une sauce béchamel (20 g de beurre, 20 g de maïzena, dilués dans du lait, sel, poivre, muscade, gruyère) et les avais mis au four une vingtaine de minutes. Je les ai ensuite servies avec du riz basmati.

Hum... eh bien au moins, maman s'est régalée !

Réintroduction maison : la mayonnaise industrielle

Avril 2007, les grands-parents nous rendent visite avec le cousin qui passe les vacances avec nous. Nous avons dressé une longue table pour le repas du soir. Nous avons déposé les entrées toutes prêtes que nous avions achetées : du taboulé et une salade piémontaise.

Je pensais ne donner que du taboulé à Nicolas, et puis finalement... peut-être qu'il était capable d'apprécier la mayonnaise industrielle...

Nous avons tenté, bien sûr, avec la trousse à portée de main.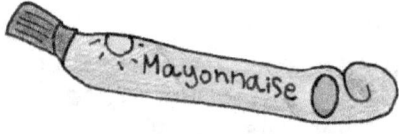

Eh bien, Nicolas a apprécié la salade piémontaise, et son organisme aussi !

Encore un grand pas ! L'œuf n'était pas cuit. La prochaine fois, nous tenterons la mayonnaise maison !

Les petits débrouillards

Il s'agit d'une association[2] qui met en place des ateliers permettant aux enfants de découvrir la science.

Pendant les vacances, un mini-stage était organisé pour les 6-8 ans. L'intitulé du stage : « La chimie dans la casserole »... Aïe... le seul atelier auquel Nicolas pouvait participer, et il y avait des œufs...

Je me suis demandé si je l'inscrivais ou non... L'allergie était en train de disparaître... Pour me rassurer, je lui ai mis une goutte d'œuf sur le dos de la main et il n'a eu aucune réaction. Nos expériences maison ont été assez loin (jusqu'à la mayonnaise industrielle).

J'ai finalement décidé de tenter l'expérience. Je ne travaillais qu'à quelques mètres du lieu du stage et j'avais la trousse de secours.

Je l'ai inscrit par téléphone et on m'a répondu que l'allergie n'était pas un problème. Il suffisait de leur dire ce que Nicolas avait le droit de faire ou non. Alors, dans ce cas, les directives étaient : pas de contact direct avec la peau, ni d'ingestion.

Le premier jour, j'ai laissé Nicolas en rappelant son allergie en me demandant si je faisais bien (ah, difficile de lâcher prise...).

En effet, j'avais très bien fait et j'en étais ravie. J'ai énormément apprécié les précautions prises : Nicolas portait des gants pour se protéger et tout le monde était au courant. En effet, c'est bien parce que l'allergie nous a laissés tranquilles. Je n'aurais pas eu l'esprit tranquille à le laisser deux ans plus tôt.

L'animatrice, Stéphanie, a fait évoluer son atelier au fur et à mesure de leurs découvertes. Elle me l'a permis, alors je vous raconte un peu :

---

[2] http://www.lespetitsdebrouillards-ra.org

Schtroumpf Pâtissier aimerait bien gagner le concours du meilleur Schtroumpf de l'année 2007. Il souhaite alors faire de bons gâteaux, mais cela commence mal. Schtroumpf farceur n'arrête pas de l'embêter et il demande un coup de main aux petits débrouillards.

La première mission est de réaliser une vinaigrette et de lui fournir la recette. (La notion de noter ce que l'on fait au fur et à mesure n'est apparemment pas innée... et une fois l'essai concluant, on ne sait plus ce que l'on a fait, aïe... Allez, on recommence et cette fois, on note !)

Deuxième mission : trouver comment remplacer la levure. Grand Schtroumpf guide Schtroumpf Pâtissier en expliquant que cela est possible par du blanc d'œuf. (Mais pourquoi dit-on du blanc d'œuf, s'il est transparent ?) Allez, on essaie et on voit que le transparent blanchit en cuisant. Tiens, tiens...

Troisième mission : Aider Schtroumpf Grognon à apprécier les gâteaux de Schtroumpf Pâtissier. En effet, le pauvre est allergique aux œufs et ne peut rien goûter sans avoir de gros boutons ! Mais comment remplacer les œufs dans un gâteau ?

Nous les avions un peu aidés en leur soufflant notre astuce. Nicolas avait apporté les ingrédients du substitut maison. Et les gâteaux suivants ont été faits sans œufs afin que Schtroumpf Grognon puisse enfin les goûter.

Le dernier jour, les parents des petits débrouillards ont pu jouer aux gourmands et ont été agréablement surpris du résultat à ce que j'ai pu voir sur les visages...

En tout cas, je tiens à féliciter Stéphanie d'avoir pu inclure un enfant allergique sans finalement le « pointer du doigt ». Ce n'était plus lui qui était allergique, ou en tout cas, plus le seul...

Et moi, j'ai ramené mon Schtroumpf à moi à la maison (souvent grognon aussi finalement).

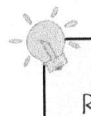

> Retrouvez la recette du substitut maison sur le site www.alergikozeu.info dans la rubrique « Recettes sans œufs ».

Crêpozeu !

En ce mercredi de mai 2007, j'ai eu envie de crêpes... Et si nous les refaisions avec des œufs ? La recette familiale communiquée par Mamie en prévoit quatre pour un litre de lait. La dernière fois, j'en avais mis deux. Nous en prévoyions donc trois ce soir-là.

Et vous savez quoi ? C'est Nicolas qui a cassé les œufs !!! Et je n'étais pas inquiète, ni stressée. J'ai savouré ce moment magique avec mon fiston... qui se demandait bien comment on faisait pour casser ce truc-là...

Démonstration de Maman avec le premier. Essais concluants avec les deux autres pour Nicolas. Il était ravi ! Il pouvait participer à la préparation et savourer la nouvelle saveur des crêpes maison.

Un oeuf à la coque s'il-vous-plaît !

Un soir, il me restait deux œufs dans le frigo... que pouvais-je bien en faire ?

Me vint une idée, mais j'hésitais... Voyons voir, où en étions-nous ? L'œuf dur, les crêpotroizeu, la mayonnaise industrielle, la mayonnaise-maison... Eh bien pourquoi pas une omelette ? Hum, il ne me reste que deux œufs et nous étions trois... c'était un peu juste...

J'ai cédé ma place, nous tentons les œufs à la coque et je mangerai des restes... Hum, combien de temps, l'œuf à la coque ? Après confirmation des trois minutes auprès de Mamie, je m'y suis attelée. Nous avons fait bouillir l'eau et avons laissé couler nos deux ovoïdes...

Nicolas m'a aidé en fixant scrupuleusement l'horloge et m'a crié « STOP ! » au bout des trois tours d'aiguille.

Nous sommes passés à table ! Nicolas se demandait comment cela se mangeait. Et moi, je ne savais plus trop comment on coupait le chapeau.

Nous avons fait des essais et nous ne nous en sommes pas trop mal sortis. Nicolas et Émilie ont fait trempette dans leur bel œuf. Ils étaient ravis et se régalaient.

 Le corps de Nicolas avait l'air d'avoir bel et bien abandonné la bataille et s'était résolu à accepter cet aliment.

— « Dis Maman, est-ce que je ne suis plus allergique ? »

— « Euh, eh bien, ma foi, on pourrait presque le dire, mais euh, eh bien... »

Ouh là là, quelle question... Je ne savais pas y répondre !

Je me suis décidée à recontacter l'allergologue rapidement. Je ne l'avais pas revu depuis novembre 2005, soit un an et demi !

De l'eczéma sur le visage...

De retour de la semaine « chez Papa », Nicolas avait quelques boutons sur le visage, autour des yeux et ça descendait sur les tempes et les joues...

Point sur l'alimentation de la semaine : comme d'habitude, pas d'œuf pur, mais contenu dans les aliments courants : pâtes, pâtisseries, quenelles...

Son corps arrivait-il à saturation ? Nous avons décidé de faire pause quelques jours.

De vrais oeufs au plat

L'eczéma étant reparti depuis quelques jours, nous avons repris une alimentation « avec œuf » et nous avons passé un cap supplémentaire : c'était le test de l'œuf au plat.

Les yeux de mes « z'amours » étaient rivés sur la poêle et regardaient tout ébahis la transformation de l'œuf liquide en œuf au plat !

— « Oh tiens, on a un bonhomme dans la poêle. Moi je mange l'œil gauche ! »

— « Et moi le nez ! »

— « Allez, à table ! »

J'ai découvert que mon fils avait les mêmes goûts que moi : le jaune, pas trop mal, le blanc, beurk...

Cela lui donne des hauts le cœur, on a de suite arrêté ! Je n'allais quand même pas le forcer à manger des œufs...

Par contre, son corps était toujours d'accord et a accepté sans réaction.

C'est pas gagné !

En ce début juin de l'année 2007, Nicolas avait à nouveau un peu d'eczéma sur le visage... Je me disais que j'allais reprendre le régime d'éviction sur toute la semaine.

Mais que faire de mes pâtes fraîches dans le frigo ? J'ai encore tenté, ce serait son dernier repas aux œufs de la semaine.

Comme d'habitude, mon maigrelet de fils n'avait pas très faim, je le forçais à finir son assiette. Quand tout d'un coup, j'ai vu plein de boutons rouges autour de la bouche ! Ah malheur, qu'était-ce donc que ça ? Je lui ai enlevé l'assiette et il s'est mis à pleurer en disant qu'il avait faim.

Il avait dû penser que de rage, j'abandonnais l'idée de lui faire finir son repas. Étant énervé, il se grattait de plus en plus le visage. Cela m'a rappelé l'épisode de l'œdème de Quincke qui avait commencé ainsi. J'ai vite été chercher la trousse et hop, deux cuillères de Polaramine pour démarrer.

Je lui ai expliqué qu'il devait manger autre chose s'il avait faim, car les œufs revenaient à la charge. Il a pleuré de plus belle ! Je le consolais en lui expliquant que j'étais très déçue moi aussi, mais que son corps réclamait une pause et que l'on devait la lui donner, c'était important.

Il a abdiqué et a pris un dessert...

Les boutons ne disparaissant pas et Nicolas n'arrêtant plus de se gratter, je lui ai donné une demi-dose de Célestène.

Quelle déception : Nous y croyions vraiment, nous pensions l'avoir aplatie cette fichue allergie !

Et voilà que mon fils m'a posé une question : « Maman ? Et si ce n'était pas les œufs qui faisaient ça ? » Ahhhhh ! Nooooon, pas çaaaaaa !

C'était décidé, j'appellerai l'allergologue le lendemain !

Régime sans oeufs et avec eczéma...

Pendant les deux semaines qui ont suivi la crise d'urticaire, Nicolas n'a plus mangé aucun aliment contenant des œufs.

Et pourtant des plaques d'eczéma persistaient dans les creux des bras et des jambes... On soignait avec de la crème à base de corticoïde et on attendait impatiemment le rendez-vous avec l'allergologue.

Visite chez l'allergologue

Nous nous rendions donc chez « Mr Allergo » à qui j'expliquais que je voudrais faire un point sur le niveau d'allergie de Nicolas. En effet, il avait mangé des œufs sans réaction jusqu'à cet épisode récent avec une urticaire.

Je lui ai donc détaillé le plat concerné : des pâtes fraîches, de la sauce tomate cuisinée en pot et de l'emmental râpé dessus.

Tout en discutant, il a procédé au prick-test, et nous avons découvert une belle papule quand même de, on va dire 3 mm... Quelle frustration ! Au rendez-vous précédent, il n'y en avait pas du tout...

Apparemment, à l'attitude de mon Nico, ça avait l'air de le démanger beaucoup.

« Mr Allergo » m'a expliqué que Nicolas serait toujours un peu sensibilisé à l'œuf de toute façon. Il pensait que sa réaction était due à un ensemble de facteurs : la tomate et le fromage sont des aliments histamino-libérateurs. C'est-à-dire qu'ils contiennent beaucoup d'histamine et peuvent déclencher des réactions même chez des non allergiques. Le fait de les cumuler augmente le risque de réaction. C'est ce qui avait sans doute fait réagir Nicolas.

Œuf ou non, nous ne savions pas si la réaction venait de là. Il a souhaité effectuer une prise de sang pour en savoir plus.

Je lui ai demandé ce que l'on faisait pour l'école. Trousse, pas trousse ? PAI, pas PAI[3] ?

Il m'a répondu qu'il préférait attendre les résultats de la prise de sang. Nous verrions ensuite.

Après cette forte démangeaison et toutes ces émotions, j'hésitais à enchaîner le même jour avec la prise de sang. Mon petit

---

[3] Protocole d'Accueil Individualisé pour l'accueil à l'école

gaillard de 7 ans m'a convaincue en disant « Tu sais maman, je sais que ce n'est pas drôle, mais au moins ça sera fait et on n'aura pas à trouver un autre jour pour le faire ».

Ah mon fils est comme moi, un adepte du « Ce qui est fait n'est plus à faire ! »

Alors nous sommes partis vers le laboratoire faire la prise de sang. Mon petit courageux a été adorable !

Nous aurons les résultats une semaine plus tard.

Les résultats de la prise de sang Juin 2007

Concernant l'œuf entier, nous avions un résultat de 1,37 kUA/L. Et nous n'avions plus le fameux tableau des « classes » auxquelles je me référençais pour voir l'évolution...

Par manque de temps, j'ai fait appeler l'allergologue par le papa, qui a eu la standardiste, qui, elle-même a transmis le message au docteur en faisant patienter le papa. Elle a repris l'appel en redonnant le message suivant au papa « D'après les résultats, votre fils n'est plus allergique ». Le papa m'a redonné l'information et voilà.

Mais voilà quoi ? C'est fini ? Et la crise d'urticaire alors ? Je ne pouvais pas en rester là. La dernière fois, il m'a dit qu'il sera toujours sensibilisé. Et la trousse, le PAI, que faisons-nous ?

J'hésitais à rappeler ce Mr Allergo pour reprendre rendez-vous. D'ailleurs, le manque de communication avec ce praticien et mon sentiment de travail à la chaîne au quart d'heure de consultation me poussaient à aller consulter ailleurs. Cela paraît soudain à lire ainsi, mais cela faisait longtemps que l'idée me trottait dans la tête, mais je n'osais pas.

J'ai donc pris rendez-vous avec un de ses confrères pour le 14 septembre.

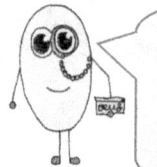

Note : il faut être à l'aise avec son médecin, il faut que le courant passe bien. C'est à chacun d'en juger.

Changement de médecin

J'ai donc rencontré un nouvel allergologue, en présence de Nicolas. Il a donc fallu raconter toute notre histoire depuis le début. Heureusement, mon besoin d'écrire m'a aidé à me souvenir et j'ai rapporté avec moi, quelques éditions du récit d'AlergikOzeu.

Ce nouvel allergologue a lu avec attention mes résumés et m'a attentivement écoutée. Il m'a confié qu'il apprécierait que tous les parents apportent leur histoire de cette manière, ce serait plus facile pour lui !

Après étude de notre histoire et des résultats des tests de prise de sang, il s'est d'abord étonné des tests qui ont toujours été effectués sur l'œuf entier, sans dissocier le blanc du jaune.

Il m'a proposé de m'expliquer. Je retiens un geste précieux qu'a eu ce Médecin : il a fait le tour de son bureau et s'est assis à côté de moi pour que nous puissions lire les résultats ensemble. Symboliquement, il est descendu de son piédestal pour se mettre à mon niveau. J'ai énormément apprécié ce geste.

J'ai appris qu'il y avait plusieurs méthodes de test et que le chiffre indiqué ne serait pas le même suivant la méthode. Il fallait donc bien comparer les résultats en fonction des méthodes.

En voici un récapitulatif :

Juin 2001
Méthode de test : BMD CLA 30
Blanc d'œuf : 257 UL, apparemment supérieur à 10 UL/ml, soit classe 4/4 « concentration très importante »

Novembre 2003
Méthode de test : CAP SYSTEM RIA Pharmacia Œuf entier : 1,94 KU/1, soit classe 2/6 « taux modéré »

Décembre 2004
Méthode de test : IMMULITE 2000 DPC
œuf entier : 9,05 KU/1, soit classe 3/6 « taux élevé »

Enfin, c'est ce que je croyais, mais finalement sur la ligne en dessous, on s'aperçoit que le tableau concerne l'autre méthode :

Méthode de test : CAP SYSTEM RIA Pharmacia œuf entier : 2,21 KU/1, soit classe 2/6 « taux modéré ».

Donc finalement pas une si grande différence avec l'année précédente.

Novembre 2005
Méthode de test : UNICAP System — test 2e génération
œuf entier : 1,27 KU/1, soit classe 2/6 « pas de commentaire ».

Juin 2007
Méthode de test : CAP System Pharmacia UNICAP 1000
œuf entier : 1,37 KU/1 (plus de tableau des classes)

Malgré les différentes méthodes utilisées, nous avons pu voir que l'allergie régressait, que les taux baissaient. C'était rassurant.

En réponse à mes inquiétudes et mon besoin de savoir où nous en étions concrètement, ce nouvel allergologue nous a préconisé un éventuel test de provocation orale qui nous permettrait de savoir une bonne fois pour toutes si l'œuf est encore dangereux pour Nicolas.

Il m'a donc dirigée vers une consœur travaillant à l'hôpital de la ville. Je devais prendre rendez-vous avec elle. Et après une consultation, elle devrait nous indiquer s'il était nécessaire d'effectuer ce test.

J'ai retenu de cet entretien un bon feeling avec ce médecin. J'ai eu beaucoup plus d'explications en une seule consultation qu'en plusieurs années avec le précédent. J'ai également apprécié son intérêt pour notre histoire et mes écrits.

Quant à Nicolas, il a retenu que son nouveau médecin savait plein de choses sur les éléphants d'Afrique et était content d'en avoir profité. Il voudra bien y retourner !

J'ai donc pris rendez-vous avec l'allergologue de l'hôpital pour le 13 décembre.

L'ALLERGIE, C'EST FINI !

Rendez-vous avec une nouvelle Madame Allergo

Et voici notre nouveau rendez-vous avec Mme Allergo à l'hôpital.

J'ai tenté tant bien que mal d'exposer notre histoire avec une voix quasi éteinte (merci l'hiver).

Conseillé par le précédent M. Allergo, j'ai imprimé et apporté mes articles d'AlergikOzeu qu'elle a lus avec attention.

Quant à un éventuel test de provocation orale, voici son verdict : il n'était pas nécessaire de l'effectuer à l'hôpital puisque nous l'avions déjà fait à la maison, et ce à plusieurs reprises (oeufopla, oeufalacok, patozeu...).

Par rapport à l'eczéma persistant qui lui semblait ne pas forcément venir de l'œuf, elle nous a conseillé une marche à suivre afin d'en être sûr : faire à nouveau un régime d'éviction pendant quelque temps et attendre que l'eczéma disparaisse. Si celui-ci disparaissait en effet, nous saurions qu'il s'agissait de l'œuf. À ce moment-là, il faudra réintégrer un œuf et attendre quelques jours et observer si l'eczéma revient.

En fait, il y avait plusieurs facteurs : la quantité d'œufs ingérés, sa cuisson et également la fréquence. À nous d'observer sur quelques mois en faisant des tests les uns après les autres.

Si l'eczéma était lié à l'œuf, on arriverait à savoir quelle était la quantité et la fréquence à ne pas dépasser.

Quoi qu'il en soit, la notion de danger était bel et bien derrière nous. Nous pouvions espérer l'arrêt des paniers-repas à la cantine pour la rentrée scolaire prochaine.

Finalement, j'aurais dû changer de médecin plus rapidement. Je venais de faire deux rencontres très agréables, deux médecins qui savent écouter et comprendre !

Ah, et j'oubliais, elle appréciait l'existence des associations de parents, qu'elle trouvait très utile ! Au risque de me répéter, j'étais ravie de trouver des interlocuteurs qui étaient sur la même longueur d'onde que moi !

On marche sur la tête !

Juillet 2008, nous pouvions dire que Nicolas n'était plus allergique.

Depuis notre dernier entretien avec les nouveaux allergologues, nous avions fait plusieurs essais et il s'est avéré qu'il restait quelques plaques d'eczéma, que Nicolas mange des œufs ou non.

Nicolas supportait bien tout ce qu'il mangeait (après, c'était une question de goût).

J'ai donc voulu faire un point avec l'école pour les repas de l'année suivante, mais je m'y suis prise trop tard. Je rappellerai donc à la fin août.

Je ne souhaitais pas attendre septembre pour le centre de loisirs. Alors je leur ai demandé s'ils acceptaient un courrier de ma part attestant que Nicolas pouvait consommer de l'œuf. Eh bien non, cela ne suffisait pas, il leur fallait un certificat médical... Cela pouvait se comprendre.

J'ai donc appelé notre allergologue qui m'a expliqué qu'il ne pouvait pas faire un certificat sur mes belles paroles. Il fallait passer par un test de provocation oral.

Tout cela me paraissait très logique, je ne critique pas le système. Mais je trouvais que nous allions faire dépenser de l'énergie, du temps et de l'argent à tout le monde pour prouver que Nicolas n'était plus allergique, alors qu'il consommait souvent des œufs à la maison. Je trouvais tout cela un peu dommage...

Ah ce monde des allergies, ce n'est pas un long fleuve tranquille !

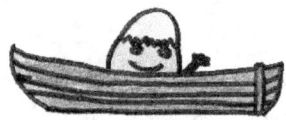

Officialisation de la situation !

En août 2008, j'ai rappelé notre allergologue qui me conseillait de me diriger vers l'allergologue que nous avions rencontrée à l'hôpital.

Après une conversation téléphonique, elle a pris la décision de rédiger une attestation confirmant que Nicolas n'était plus allergique et qu'il pouvait manger à la cantine.

J'ai rapidement été chercher cette chère attestation sur laquelle on pouvait lire :

Je soussignée Docteur T., Pédiatre allergologue, certifie que :

**L'enfant Nicolas B.,
Né le 13/06/2000,
Ne présente plus d'allergie à l'œuf.**

Nicolas mange, à domicile, des aliments contenant de l'œuf cuit et de l'œuf cru. L'éviction est donc levée et Nicolas peut manger à la cantine sans aucune difficulté.

Certificat demandé par la maman et remis en mains propres pour faire valoir ce que de droit.

Je l'ai relue plusieurs fois, un vrai bonheur !

Nicolas apprend la nouvelle

Avant de rejoindre Nicolas – qui avait maintenant 8 ans – en rentrant de l'hôpital, j'ai glissé l'attestation dans une chemise cartonnée et l'ai emballée dans un papier cadeau. J'ai invité Émilie à participer à la surprise et lui ai demandé d'offrir le paquet à Nicolas.

Nicolas a ouvert le paquet, en disant, d'un air complètement désintéressé « Bah, c'est un courrier, c'est quoi ? » Je l'ai laissé continuer sans rien dire...

Il a trouvé la lettre et l'a lue « dans sa tête ». Au fur et à mesure de sa lecture, j'ai vu un sourire se dessiner sur son visage. Et à la fin, il a jeté le papier en l'air en sautant et criant de joie « Ouéééééééééééééééééééééé ! »

Il ne tenait plus en place ! La première phrase intelligible qu'il a prononcée était « Cool, j'aurais plus à trimballer ma glacière ! »

Nous avons passé une soirée avec un Nicolas qui sautait partout et qui tout d'un coup, au milieu de rien, criait un « Ouéééééééééééééééééééé ! » Cela devait cogiter dur dans sa tête.

Au milieu du repas, il a dit :

« Tu te rends compte Maman, ce jeudi 28 août 2008, c'est le premier jour où je ne suis plus allergique. Toutes ces années passées depuis que j'ai un an, maman, je ne suis plus allergique ! »

Bien qu'il puisse manger des œufs depuis quelque temps, c'est cette date qu'il allait retenir. Il n'a pas arrêté de la prononcer de toute la soirée !

Une autre étape a été importante : la remise de l'attestation au centre de loisirs. J'avais pris le soin de les appeler pour qu'ils puissent réserver un repas à Nicolas et les avertir de la nouvelle.

Nicolas est arrivé tout fier ce matin-là avec son enveloppe dans les mains.

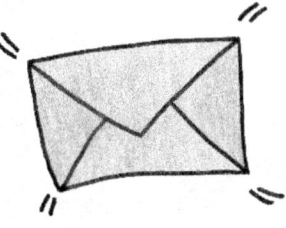

Le soir venu, j'ai pris le temps de discuter avec les animateurs et la directrice. Nicolas n'avait pas apprécié l'entrée ni aimé les betteraves. Par contre, il avait dévoré son assiette, repris des légumes, du fromage à volonté et s'était régalé.

Nicolas m'avait dit ne pas avoir fini en dernier (sa légendaire habitude) et qu'il venait de comprendre quelque chose : il ne pouvait pas finir en premier, car jusque-là, il n'était pas servi en même temps que les autres. Ah oui, cela s'expliquait !

Nicolas avait dévoré son goûter, et s'était gavé de bonbons ! J'apprécie qu'il ait pleinement profité de sa première journée de non allergique au centre de loisirs. D'autant plus que c'était le dernier jour d'ouverture du centre de loisirs, cela marquait vraiment le coup pour finir l'année avant la rentrée scolaire !

L'APRES ALLERGIE

C'était un moment tant attendu dans notre vie ! Une page se tourne en effet et il faut procéder à quelques changements. On aurait pu croire que cela serait facile, plus facile de sortir du monde des allergies que d'y entrer.

Finalement, ce n'est pas si simple. Mes réflexes se sont estompés mois après mois :

- Arrêter de surveiller son enfant lorsqu'on a été aux aguets depuis tout ce temps ;

- Acheter un produit par choix gustatif ou économique et non plus en fonction des ingrédients (quoi que...) ;

- Ne plus avoir l'œil aussi attentif lors d'un goûter à l'extérieur ;

- Laisser son enfant sans trousse de secours, sans rien expliquer sur son alimentation ;

- Répondre « non » lorsqu'on nous demande si Nicolas a quelque chose de particulier lorsqu'on le laisse quelque part ;

- Se laisser aller à faire à manger ce qui nous passe par la tête ;

- Et je dois en oublier !

Et il n'y a pas que pour Maman que les choses changent. J'ai pu voir avec le temps que Nicolas avait du mal à gérer cette nouvelle vie avec sa « non-différence ».

C'est une libération certes, mais quel changement !

Nicolas n'est plus pointé du doigt à l'extérieur. En effet, il fallait chaque fois le présenter, préciser qu'il fallait veiller sur lui plus que les autres. C'est qu'il était entouré ce petit !

Du jour au lendemain, il devient un petit monsieur Tout-le-Monde. Plus personne ne « s'intéresse » à son cas. On lui demande de se fondre dans la masse.

Je n'avais pas pensé à cette particularité tellement nous étions dans le bonheur du changement. Il a fallu s'accoutumer à cette nouvelle vie et accompagner Nicolas en l'aidant à être un enfant comme les autres.

Mais cela, je crois que nous n'avons pas tout à fait réussi, peut-être est-ce l'objet d'une autre histoire...

CONSEILS ET ASTUCES

Si vous avez un enfant allergique, si vous êtes vous-mêmes allergiques ou si vous devez garder un enfant allergique, voici quelques conseils à suivre pour une bonne gestion de l'allergie au quotidien.

Faire ses courses

Cela paraît simple de manger sans notre « aliment poison ». La première démarche est de trier les aliments dans le placard et d'aller en acheter de nouveaux. Vient alors une nouvelle habitude pour grand nombre de nouveaux allergiques : on regarde les étiquettes – notamment la liste des ingrédients – assidûment ! On se dit que c'est facile. Il suffit par exemple de repérer le mot « œuf » et de ne prendre que ce qui n'en contient pas.

Malheureusement, ce n'est pas si simple. Une éviction totale d'un aliment implique l'éviction de ses dérivés également ! Pour continuer sur l'exemple de l'œuf, le jaune d'œuf peut se cacher derrière les appellations suivantes : vitelline, phosvitine, colorant E101, etc. ; le blanc lui, se cachera derrière celles-ci : albumen, lysozyme, E1105, etc. L'œuf en son entier pourra être appelé : lécithine, E322, ovum, protéine animale, etc. Et ce n'est qu'un extrait de la liste.

Heureusement, la directive européenne 13/2000/CE du 2 juillet 2003 est venue au secours des allergiques. En effet, avant son apparition, il était obligatoire de mentionner un ingrédient sur une liste seulement s'il dépassait 25 % de la composition totale de l'aliment. Imaginez les risques que cela pouvait comporter pour un allergique sévère !

Cette directive impose d'indiquer clairement par le nom commun de l'ingrédient une liste de 12 allergènes, quel que soit le taux de présence dans le produit fini, qu'il soit un dérivé ou non.

C'est ainsi que sont obligatoirement mentionnés les allergènes suivants :

- Céréales contenant du gluten et produits à base de céréales contenant du gluten ;
- Crustacés et produits à base de crustacés ;
- Œufs et produits à base d'œufs ;
- Poissons et produits à base de poissons ;

- Arachides et produits à base d'arachides ;
- Soja et produits à base de soja ;
- Lait et produits laitiers (y compris le lactose) ;
- Noix et produits à base de noix ;
- Céleri et produits à base de céleri ;
- Moutarde et produits à base de moutarde ;
- Graines de sésame et produits à base de graines de sésame ;
- Dioxyde de sulfure et sulfites en concentrations supérieures à 10 mg/kg ou 10 mg/l.

Depuis lors, nous voyons les mentions :

- « Contient... »,
- « Fabriqué dans un atelier utilisant... »,
- « Peut contenir des traces de... »,
- « Présence possible de... ».

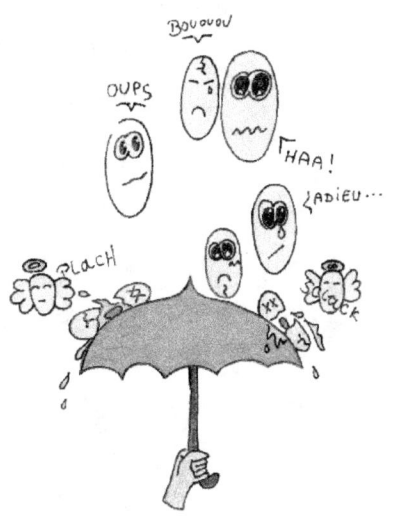

On pourrait penser que cela facilite la vie de l'allergique, mais là est toute la question : si rien n'est mentionné, j'achète le produit, car je ne vois pas l'allergène ; mais si je vois qu'il est possible que l'allergène y soit, je me prive d'un aliment que j'aurais peut-être pu manger...

En effet, cela évite les accidents, mais d'un autre côté, cela prive d'un aliment de plus le cas échéant. Alors, passons-nous au-delà de l'effet parapluie ou respectons-nous le garde-fou ?

Les conseils :

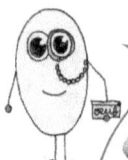

- Ayez une conversation avec votre allergologue pour savoir jusqu'où va cette éviction : devez-vous supprimer les dérivés ? Pouvez-vous choisir les aliments susceptibles de contenir l'allergène ou non ? Revoyez chaque mention alerte avec lui. Le risque dépendra du degré d'allergie. Seul l'allergologue peut vous guider sur ce point.

- Prévoyez plus de temps que d'habitude pour lire posément chaque liste d'ingrédients.

- Si vous suivez un régime d'éviction strict, gardez toujours sur vous la liste des dérivés de l'allergène afin de ne pas avoir de doute lorsque vous vous retrouvez dans le rayon devant l'article à acheter.

- Surveiller les ingrédients de tous les produits, y compris ceux que vous avez l'habitude d'acheter. Il arrive de temps à autre que leur composition change. Soyez bien attentifs !

En parler à l'enfant allergique

Si c'est un enfant qui est allergique, il doit savoir qu'il est dangereux pour lui d'ingérer l'allergène concerné.

Un parent attentionné aura tendance à tout gérer pour son jeune enfant. C'est lui qui donne le repas, c'est donc lui qui fait attention. C'est une évidence ! Par contre, il ne faut pas oublier de responsabiliser l'enfant qui doit gérer son allergie dès le plus jeune âge.

Comment ?! Mettre cette responsabilité sur les épaules d'un enfant de deux ou trois ans ?

Cela paraît absurde, il est si petit ! Oui, mais il peut déjà faire la différence ou au moins demander s'il peut ingérer l'aliment. Il doit se poser la question et donc la poser à un adulte chaque fois qu'il veut manger quelque chose.

La voix de la bonne éducation dirait « L'enfant ne doit de toute façon pas se servir à manger sans demander ; c'est valable pour tout enfant ».

En effet, c'est juste. Cependant, avez-vous déjà vu un enfant ne jamais faire de bêtise ou ne jamais braver d'interdit, ou tout simplement « oublier » que c'était interdit... ? L'enfant allergique doit bien faire la différence entre un interdit par éducation, par principe, et un interdit pour préserver sa bonne santé voire sa vie.

Il doit savoir que c'est aussi dangereux que de monter sur le bord de la fenêtre par exemple. Le parent doit veiller de près et enseigner ce danger à son enfant.

Cela n'empêche pas la vigilance à la maison à ne pas laisser traîner un aliment contenant l'allergène. On ne doit pas « tenter le diable » pour autant, n'est-ce pas ?

L'enfant doit être capable de répondre à un adulte autre que ses parents, qu'il faut demander à papa ou à maman s'il peut en manger. Il doit être capable de dire dès que possible qu'il est allergique à quelque chose.

Par expérience, je peux dire qu'un enfant de deux ans et demi est capable de dire :

« Y a pas d'zeu dedans ? »

C'est très surprenant comme les enfants comprennent des choses très jeunes. Il suffit de leur expliquer, par exemple :

« Ton corps a décidé que l'œuf n'est pas bon pour ta santé. Il s'est trompé, car l'œuf est un bon aliment. Nous allons apprendre à ton corps à corriger ça, mais il a besoin de temps.

Il faut d'abord arrêter d'en manger pendant un moment suffisant pour que ton corps oublie ce qu'il a décidé.

Nous irons chez l'allergologue (le docteur des allergies) chaque année pour qu'il teste ton corps afin de savoir où il en est de sa décision.

Peut-être qu'un jour, ton corps aura vraiment oublié et que nous pourrons recommencer à lui donner de l'œuf.

En attendant, c'est dangereux pour toi et il faut faire bien attention, car l'œuf est un coquin qui se cache partout et on ne sait pas toujours quand il y en a.

Tu ne dois jamais manger quelque chose sans que papa ou maman l'ait autorisé. »

Et évidemment, comme pour tout, il faudra le répéter de nombreuses fois !

Il faudra bien lui dire à qui il peut faire confiance quand ses parents ne sont pas là : sa maîtresse, l'ATSEM, les animatrices du centre de loisirs, etc.

Pour aider à expliquer l'allergie aux enfants, il existe des livres qui leur sont destinés, sous forme d'histoires accompagnées de dessins, qui parlent d'un quotidien avec une allergie, du processus entre la découverte et le vécu, de la relation avec les autres enfants à l'école, etc.

Il est bon de conseiller un de ces livres à un instituteur afin qu'il en parle à toute la classe pour que chacun soit compréhensif et bien informé.

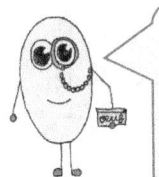

Pour que l'enfant puisse expliquer son cas autour de lui, il est primordial qu'il soit bien éduqué en ce sens.

Il existe d'ailleurs des « Écoles de l'allergie » où l'allergique et sa famille rencontrent d'autres professionnels, mais aussi d'autres patients. On explique l'allergie aux enfants avec des mots adaptés. Ils rencontrent aussi d'autres enfants qui sont dans le même cas et se sentent moins seuls.

Quelques exemples de livres sont indiqués sur www.alergikozeu.info dans la rubrique « Livres »

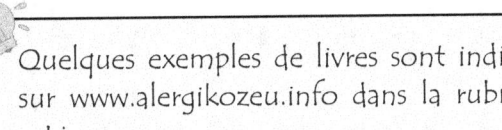

Retrouvez les écoles de l'allergie en France sur www.allergies.afpral.fr/afpral-kids/ecole-de-l-allergie.html

Gérer à la maison

Tout le monde au régime ?

À la maison, on pourrait dire que c'est le plus simple, puisque c'est nous qui gérons. Cela demande toutefois une bonne organisation.

Une première question se pose : tout le monde doit-il suivre le même régime alimentaire afin d'éviter tout incident ou doit-on s'organiser pour faire des plats différents ?

Les avantages du régime commun sont :

- de ne pas s'inquiéter de laisser traîner un morceau d'un aliment contenant l'allergène,

- de pouvoir prendre ce qu'on veut dans le frigo ou dans le placard sans aucun questionnement pour préparer le repas.

C'est vrai qu'avec ce système, on a l'esprit plus tranquille et on évite les risques.

Cependant, pourquoi priver les autres membres de la famille de leurs plats préférés alors qu'ils n'ont pas de problèmes alimentaires ? Le système du régime commun pourrait créer des tensions envers l'allergique de la famille...

Ce régime est également dangereux, car il fait oublier le statut d'allergique à la maison. On peut le vivre comme un moment de répit, mais la difficulté paraît alors plus grande à l'extérieur.

Si l'enfant est jeune, il ne comprendra peut-être pas pourquoi à la maison, on ne parle pas de son allergie et qu'à l'extérieur, on en parle énormément.

Voici comment mon fils qui demandait à 2 ans et demi « Y a pas d'zeu dedans ? » s'est mis à oublier qu'il était allergique lorsqu'il a eu 3 ans :

- Il n'y avait plus d'œufs à la maison, ni d'aliments en contenant. Tout était surveillé au moment de l'achat.

- À l'école, j'amenais un goûter similaire à celui proposé aux autres. Il lui était servi en même temps, sans faire cas de différence.

- Chez la nourrice, son repas était différent des autres, mais les enfants n'ayant pas le même âge, cela n'était pas surprenant. La nourrice ne faisait pas cas de son allergie non plus.

Pendant cette période, nous n'avons quasiment plus parlé de cette allergie. Tout était organisé (camouflé) pour que mon fils ne se sente pas différent des autres.

Son comportement a ainsi changé et il acceptait tout ce qu'on lui donnait sans se poser de questions. Il ne demandait plus à un « étranger » si l'aliment proposé contenait de l'œuf et ne s'adressait plus non plus aux adultes de confiance pour savoir s'il pouvait accepter l'aliment qu'on lui proposait.

Après réflexion, nous sommes arrivés à cette conclusion qu'il fallait réintroduire les œufs autour de cet enfant pour qu'il sache qu'il était différent et qu'il devait être extrêmement méfiant. Nous avons refait son éducation à ce niveau-là et cela a été plus facile pour l'enfant que pour sa maman !

Repérage !

Alors, un régime différent pour les non allergiques, réintégrer les œufs dans les placards, c'est bien, mais comment s'y retrouver et ne pas faire d'erreurs ? Pour ma part, je lisais les ingrédients lors de l'achat et au moment de l'utilisation par précaution.

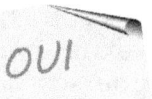 Une idée m'est venue pour rassurer Mamie venue passer quelques jours à la maison : des étiquettes autocollantes sur chaque élément du placard et du frigo.

Les étiquettes mentionnaient un « oui » écrit en vert ou un « non » écrit en rouge. Mamie était rassurée et savait ce qu'elle pouvait utiliser ou non et pour ma part, je n'avais plus besoin de relire les étiquettes une nouvelle fois, quel temps gagné !

Quant à Nicolas, gagnant en autonomie, il savait ce qu'il avait le droit de prendre sans rien demander... si ce n'est la permission de se servir ;-)

Noël
et son calendrier de l'avent

On trouve de plus en plus de calendriers de l'avent dans le commerce avec de bonnes gourmandises et des cadeaux sympathiques. Par contre, pas un ne convenait au régime alimentaire de notre enfant. Comment lui faire plaisir ? Eh bien, en bricolant soi-même son calendrier : avec un peu d'imagination et de couture, j'ai confectionné des petits sacs en feutrine rouge.

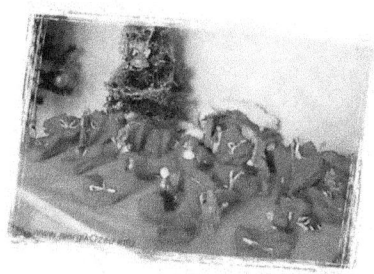

Sur chacun d'eux, j'ai écrit le numéro du jour au feutre noir. Les sacs étaient fermés par un joli ruban. J'y ai glissé tantôt des gourmandises autorisées, tantôt des petits cadeaux et même des pièces de monnaie. Je les ai disposés aux alentours de la crèche sur une petite table.

Ils ont pu servir plusieurs années aux deux enfants qui ont appris à partager, chaque jour, le contenu du petit sac.

Préparer les repas

Les aliments de base autorisés étant repérés, la préparation des repas peut se faire en toute quiétude, enfin avec quelques recommandations tout de même si vous organisez le repas de tout le monde, l'enfant allergique et le reste de la famille :

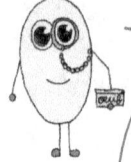

- Pour le four à micro-ondes, veillez à réchauffer le repas de l'enfant allergique en premier et protéger ce repas sous cloche afin de ne pas le contaminer par les vapeurs de cuisson des autres préparations.

- Si la cuisson se fait au four, veillez à toujours faire cuire le plat sans allergène en premier et à nettoyer le four à la fin des préparatifs.

- Attention à ne pas utiliser les mêmes ustensiles sans les avoir lavés avec beaucoup d'attention. Si deux gâteaux sont servis au dessert, pensez à prendre deux couteaux distincts. La moindre miette est susceptible de créer une réaction.

Lorsque le jeune enfant est gardé par une nourrice qui vous demande de fournir les repas, vous pouvez confectionner les repas à l'avance en comptant sur votre congélateur. J'ai passé quelques dimanches à cuisiner les différentes purées de légumes pour la semaine ! Petite astuce : utilisez vos bacs à glaçons pour les rations de viande et de poisson.

Pour l'enfant plus grand qui mange à la cantine avec son panier-repas, j'ai trouvé que de cuisiner le soir en même temps que pour le repas du soir me faisait gagner le plus de temps. Une fois la ration refroidie, je la mettais dans sa boîte hermétique (avec soupape et nom de l'enfant au marqueur) au frigo. Le lendemain matin, il n'y avait plus qu'à mettre le repas dans la glacière.

Concernant la boîte avec soupape, c'est l'idéal pour ne pas avoir à ouvrir la boîte pour faire réchauffer le contenu au four à micro-ondes. Ainsi le repas sans allergène n'est pas contaminé par les vapeurs déposées sur l'intérieur du four.

Le nom de l'enfant est obligatoire, il n'est peut-être pas le seul allergique à la cantine.

Gérer à l'école, au centre de loisirs, chez la nounou

Apporter le repas est une chose, faire confiance pour la gestion de partage en est une autre ! Lorsque l'on est parent, on est naturellement inquiet de laisser son enfant à des inconnus. Lorsque l'on est parent d'enfant allergique avec risque vital, cette inquiétude est aussi grande que le risque vital que court notre enfant.

Une bonne communication est primordiale. Il faut s'assurer que notre interlocuteur comprenne bien le danger, toutefois sans lui faire peur au point qu'elle ne veuille plus accueillir notre enfant. Tout un art !

Pour ma part, j'ai toujours expliqué les choses très simplement et avec des mots simples. Je prenais soin d'expliquer qu'il ne s'agissait pas d'un « rhume des foins » que nous étions loin d'une banalité. Je racontais le jour où Nicolas a fait un œdème de Quincke afin de bien faire comprendre la gravité et la nature du risque.

Que ce soit à l'école, au centre de loisirs ou en nourrice, un premier rendez-vous d'explication s'impose. Nous devons expliquer comment prévenir le risque, et savoir quoi faire si le risque se présente.

Le PAI

Pour l'école, il est obligatoire de signer un PAI (Protocole d'Accueil Individualisé).

Il s'agit d'un document écrit mis en place afin d'accueillir au mieux l'enfant qui a des besoins spécifiques.

- Ce document **est le résultat de la concertation entre toutes les personnes concernées** : l'enfant lui-même, sa famille, les personnes qui l'accueillent, le professionnel de santé qui suit l'enfant et celui rattaché à la structure qui l'accueille.

- Ce document **précise les modalités de la vie quotidienne** (repas, traitements, soins) ainsi que **les adaptations** si certaines sont nécessaires.

- Le document est rédigé par le médecin de la collectivité avec la famille et la personne responsable de l'établissement qui accueille l'enfant (directeur de crèche, d'école...).

- **Il est valable 1 an et reconductible chaque année** en apportant les modifications éventuelles (changement d'enseignant, de contenu de la trousse, etc.)

- **La signature d'un P.A.I. n'est pas une action anodine**. Il doit permettre d'intégrer, de soulager ou de sauver un enfant.

Afin que cette convention se déroule dans les meilleures conditions, chaque participant doit faciliter les échanges.

Il faut savoir que pour le périscolaire, la commune décide de participer ou non à cette convention, mais elle n'en a pas l'obligation.

Est demandé lors de l'établissement du dossier :

- l'identité des parents ;

- l'aménagement pour l'enfant ;

- l'autorisation et l'accord des parents ;

- le protocole d'intervention en cas d'urgence (rempli par le médecin) ;

- la conduite à tenir

- et l'ordonnance.

Les centres de loisirs demandent parfois la copie du PAI réalisé avec l'école.

La trousse de secours

La trousse de notre fils était composée de :

- POLARAMINE 0,01 %,
- CELESTENE 0,05g,
- VENTOLINE 100 microgrammes,
- et ANAPEN 0,15 mg / 0,3 ml.

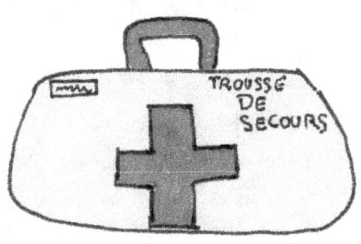

Pour éviter de promener la trousse et donc les risques d'oubli, nous avions une trousse à chaque endroit où Nicolas était amené à être souvent : chez Maman, chez Papa, chez Nounou, à l'École et au centre de loisirs qui gère les activités et la cantine.

J'ai joint un document explicatif dans chaque trousse qui rappelle la marche à suivre.

Lors des sorties organisées par l'école ou le centre de loisirs, il ne faut pas hésiter à leur rappeler de prendre la trousse de secours. Et tant pis s'ils ressentent un sentiment d'agacement, nous serons nous-mêmes rassurés que l'enfant soit en sécurité !

Il est également nécessaire de savoir qui sont les accompagnateurs en plus des instituteurs, car les parents qui accompagnent doivent également être au courant afin d'éviter de mauvaises surprises.

En effet, au retour d'une sortie organisée par l'école, j'ai retrouvé un sachet entamé de « madeleines aux œufs frais » dans le sac, à son retour !

J'ai eu l'explication : à la fin du pique-nique, les mamans accompagnatrices ont vidé le contenu de la table en remplissant tous les sacs qu'elles avaient sous la main. Les enfants n'ayant pas remangé après, il n'y a eu aucun incident, mais ça fait bizarre quand même.

Dès le lendemain, j'ai bricolé une affichette que j'ai cousue à l'intérieur de son sac de façon à ce que l'on soit obligé de la voir en ouvrant le sac. On pouvait y lire le message suivant :

« Pour cause d'allergie, merci de ne mettre aucun aliment contenant des œufs dans ce sac. »

Vous pouvez visualiser et télécharger le document que j'ajoutais dans la trousse de secours sur www.alergikozeu.info dans la rubrique « Information »

Compréhension
des autres

Nous devons en effet penser à beaucoup de détails lorsque l'on sort de la maison. Cependant, autant cela paraît contraignant et difficile au début, autant cela fait partie du quotidien comme de penser à prendre une bouteille d'eau pour une balade au fil du temps.

Ce qui est moins évident, c'est la relation aux autres. On se retrouve soit face à des personnes qui ne se rendent absolument pas compte du danger, soit face à des personnes qui comprennent très bien et qui paniquent à l'idée de faire une erreur.

Il est important de ne pas blâmer notre interlocuteur, de le laisser s'exprimer sur ce qu'il connaît dans ce domaine et de gentiment rectifier s'il fait fausse route, voire de lui raconter une réaction allergique de notre enfant afin qu'il se rende compte de la réalité que nous vivons au quotidien.

En ce qui concerne les personnes effrayées à l'idée d'avoir la responsabilité d'un enfant allergique, nous pouvons les rassurer en leur expliquant comment faire pour éloigner l'enfant de l'allergène, puis comment agir en cas de crise quitte à leur dresser une liste écrite. Il faut insister sur le fait qu'en gérant en amont, le risque reste éloigné et l'enfant est en sécurité.

J'ai eu à faire à une institutrice qui prétendait connaître les allergies, puisqu'étant elle-même concernée. Elle a pourtant dangereusement mis mon fils au contact des œufs lors d'une activité culinaire à l'école (activité pourtant mentionnée comme interdite dans le PAI). Après en avoir eu connaissance par mon fils, j'ai immédiatement eu une conversation avec elle, puis devant son inconscience du danger, j'ai pris contact avec la chef d'établissement, qui l'a également convoquée.

C'est pourquoi il ne faut pas hésiter à rappeler le danger régulièrement, car comme faire la même route chaque jour jusqu'à en oublier les détails – en se demandant parfois comment on est arrivé à destination –, les personnes responsables de notre enfant peuvent prendre leurs aises en pensant qu'elles maîtrisent le sujet et ne plus mettre autant d'attention.

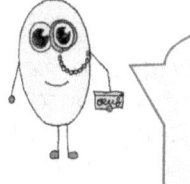

> Il faut régulièrement rappeler que ce n'est pas parce que nous avons l'habitude de gérer l'allergie de l'enfant que le risque vital a pour autant disparu.

Ne pas rester isolé

Devant tous ces changements dans notre quotidien, devant tous ces interlocuteurs que nous devons rencontrer, nous pouvons parfois nous sentir un peu seuls et désappointés. Il est donc important d'échanger avec des personnes confrontées aux mêmes questionnements que nous, ainsi qu'avec des personnes qui peuvent nous conseiller et nous venir en aide.

Je vous conseille de vous informer auprès de l'association AFPRAL : une association d'allergiques au service des allergiques. Vous trouverez sur leur site bons nombre d'informations et un forum d'échange.

Il existe également de nombreux forums et sites de recettes pour allergiques que l'on peut trouver grâce à Internet.

Échanger et dialoguer avec des personnes qui sont vraiment à notre écoute, qui nous comprennent nous permet de « vider notre sac », de voir les choses autrement et de reprendre un état d'esprit positif afin d'être plus épanoui et plus détendu.

> Quelques exemples de liens sont donnés sur www.alergikozeu.info dans la rubrique « liens » ainsi que sur www.allergique.org dans « annuaire des sites ».

PRÉSENTATION DE L'AFPRAL

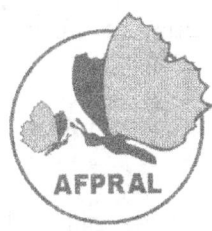

L'AFPRAL s'est constituée en 1991 à l'initiative de personnes allergiques et de parents d'enfants confrontés aux difficultés que suscite l'allergie dans la vie quotidienne.

Appuyée par un conseil scientifique, l'AFPRAL agit en collaboration constante avec l'association belge Prévention des Allergies. La plupart de ses publications sont le fruit d'une collaboration entre les deux associations.

L'AFPRAL intervient au niveau européen et est reconnue comme Association d'usagers du système de santé, agréée par le Ministère de la Santé (JO du 18 mars 2009).

L'AFPRAL diffuse des informations claires et précises auprès du grand public et agit :

- pour que les allergies soient détectées au plus tôt et bien prises en charge ;

- pour que la société prenne en considération les contraintes vécues par les personnes allergiques et facilite leur vie quotidienne.

L'AFPRAL soutient les familles grâce à :

- des rencontres entre les adhérents et des conseils personnalisés ;

- ses publications (magazine Oasis Allergies, site Internet, les brochures...).

L'AFPRAL interpelle les pouvoirs publics, pour deux problèmes prioritaires :

- l'accueil des enfants allergiques dans les écoles et autres lieux de garde ;

- l'étiquetage des produits alimentaires et l'information du consommateur.

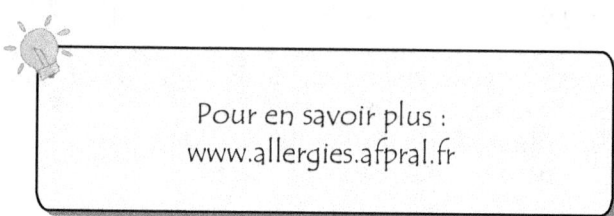

Pour en savoir plus :
www.allergies.afpral.fr

QUELQUES NOTIONS THÉORIQUES

Voici un peu de théorie pour ceux qui ont envie d'en savoir plus. Sans vous faire un cours scientifique, je vais tâcher de vous expliquer le plus simplement possible le phénomène des allergies alimentaires.

Qu'est-ce donc qu'une allergie alimentaire ?

C'est une réaction exagérée du système immunitaire de notre corps : il codifie un aliment comme substance étrangère à l'organisme et réagit fortement contre cette substance, comme avec un poison, tel un champignon vénéneux.

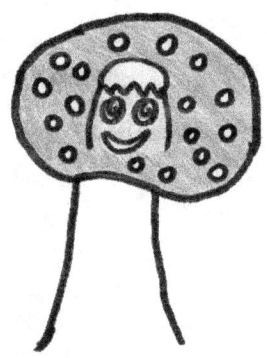

Comment devient-on allergique ?

Une première phase dite de sensibilisation consiste à un premier contact avec un aliment. Pour faire simple, le système immunitaire analyse et mémorise les informations concernant cet aliment.

Techniquement, l'aliment rentre en contact avec les macrophages qui sont des globules blancs faisant partie de la ligne de défense immunitaire. Ces macrophages stimulent la production d'abord de lymphocyte T qui serviront de mémoire et qui garderont l'information très longtemps ; puis de lymphocyte B (autres globules blancs) qui vont se transformer en plasmocytes qui eux-mêmes fabriqueront des anticorps spécifiques à l'allergie : les immunoglobulines de type E appelées communément IgE.

Ces IgE, transportées par le sang, vont se fixer sur des cellules siégeant au niveau de la peau et des muqueuses : les mastocytes. Ces dernières vont pouvoir capter l'allergène au prochain contact ⇨ L'armée est prête à « accueillir » l'allergène.

Ensuite, dans le cas de l'allergie type immédiat (médiée par les IgE), **vient la phase de réaction**. Au contact suivant avec le même aliment, le système immunitaire entre en action et sort l'artillerie lourde pour se défendre de l'intrus.

Techniquement, les IgE fixées sur les mastocytes libèrent de l'histamine et d'autres substances étant à l'origine des symptômes (urticaire, œdème de Quincke, rhino-conjonctivite...). Lors de ce deuxième contact, l'information est propagée à tout l'organisme, ce qui amplifie le phénomène.

Dans le cas de l'allergie type retardé, il s'agit de l'implication de lymphocytes T. C'est l'allergie à médiation cellulaire, dont les symptômes apparaissent 48 heures après le contact avec l'allergène (eczéma, troubles digestifs).

Il existe aussi des formes mixtes.

Quels en sont les symptômes ?

On rencontre différents symptômes : respiratoires, cutanés et digestifs. Un individu peut avoir une de ces réactions ou plusieurs d'entre elles cumulées.

Les symptômes respiratoires :

- La rhinite allergique : nez bouché, nez qui coule, démangeaison au niveau du nez ou du palais, éternuement ; souvent associée à une irritation oculaire appelée conjonctivite.

- L'asthme allergique : essoufflement à l'effort, toux due à l'inflammation chronique des petites bronches, gêne respiratoire, respiration sifflante.

Les symptômes cutanés :

- La dermatite atopique : inflammation de l'épiderme (peau dure cartonnée), rougeur, démangeaison. Cette dermatite, parfois associée à un œdème, apparaît dès le plus jeune âge et se situe au niveau du visage, du cuir chevelu, des plis de flexion des membres. La dermatite atopique est un défaut constitutionnel de la peau, parfois associé aux allergies, mais pas systématiquement. Ainsi, il ne faut pas forcément penser allergie à l'apparition d'une dermatite atopique.

- L'eczéma de contact : éruption de plaques rouges, apparition de petits boutons remplis de liquide, intense démangeaison. Cet eczéma apparaît chez l'adulte et se situe au point de contact avec l'allergène.

- L'urticaire allergique : ensemble de petites papules rouges et de plaques mobiles en relief sur la peau, intense démangeaison. Cette urticaire peut être localisée sur tout le corps. Lorsque l'urticaire se développe sur les muqueuses, on parle d'angio-œdème.

- L'œdème de Quincke : C'est lorsque l'angio-œdème se produit dans le larynx. Il peut provoquer un étouffement qui conduit à un choc anaphylactique.

- Le choc anaphylactique : réaction violente de l'organisme avec chute de la pression artérielle, perte de connaissance, trouble du rythme cardiaque, qui peut conduire au décès.

Les symptômes digestifs :

- Les manifestations gastro-intestinales : diarrhée, vomissement ;

- Les reflux gastro-œsophagiens ;

- L'anorexie ;

- Une cassure de la courbe du poids.

- On retrouve ces symptômes digestifs essentiellement chez le bébé.

A quels aliments pouvons-nous être allergiques ?

Tous ! C'est l'organisme qui évaluera un éventuel danger lors du premier contact avec l'aliment.

Les plus courants chez les enfants sont :

- l'œuf,
- l'arachide,
- le lait de vache,
- les légumineuses,
- le poisson,
- les noix,
- les céréales,
- le groupe latex,
- les crustacés,
- la viande,
- le sésame,
- la moutarde,
- la vanille,
- les épices...

Attention cependant aux allergies croisées !

Il peut arriver que certains symptômes allergiques apparaissent au contact d'un allergène différent de celui auquel on est déjà sensible. Est-ce une nouvelle allergie ? Non, pas forcément. Il peut s'agir d'une allergie croisée.

En effet, le sujet allergique peut réagir à un autre allergène dont la structure moléculaire est semblable ou très voisine, sans qu'il y ait eu de sensibilisation préalable à chacun de ces allergènes.

Outre ces ressemblances explicables, nous pouvons retrouver des allergies croisées plus surprenantes où les allergènes sont issus de sources très différentes avec des associations telles que :

- aliment/pollens,
- acariens/escargots/crevettes,
- aliment/latex.

C'est ainsi qu'un allergique à l'œuf pourra faire une réaction avec de la volaille ou un allergique au lait de vache pourra réagir à la viande de bœuf ou au lait de chèvre.

En voici quelques autres :

Œuf	Volaille
Lait de vache	Viande de bœuf, lait de chèvre
Arachide	Soja, pois, lentilles, lupin, autres fruits à coques
Sésame, moutarde	Noisette, kiwi, autres graines
Poisson	Autres poissons
Soja	Arachide
Noix	Autres fruits à coque
Acariens	Crevette, crabe, homard, langouste, escargot
Bouleau	Abricot, cerise, pêche, poire, pomme, fraise, framboise, coing, kiwi, noisette, tomate, pomme de terre, céleri, carotte, fenouil
Armoise	Céleri, carotte, persil, moutarde, coriandre, fenouil, poivre, anis, cumin, curry, piment, graine de tournesol
Ambroise	Melon, pastèque, concombre, banane
Pariétaire	Pistache
Pin	Pignon de pin
Graminées	Tomate, cacahuète
Phanère de chat	Porc
Plumes d'oiseaux	Œuf
Latex	Kiwi, banane, avocat, châtaigne, fruit de la passion, sarrasin
Ficus benjamina	Figue

Comment découvre-t-on une allergie ?

Bien souvent, l'allergie se fait connaître par un des symptômes évoqués précédemment. Il se peut également qu'on la dépiste lors d'un autre test (prise de sang par exemple) prévu pour toute autre chose.

Quoi qu'il en soit, dès qu'une piste est en vue, il faut consulter un allergologue. Il commencera par interroger la personne concernée afin de confirmer la suspicion. Il va ainsi affiner sa recherche en dressant une liste d'allergènes potentiels. Il approfondira également ses recherches sur la vie du sujet en posant des questions sur son environnement, son mode de vie, les antécédents familiaux...

L'allergologue procède ensuite à un test cutané, dit TC ou prick-test, en disposant des gouttes d'extraits d'allergènes sélectionnés sur l'avant-bras du patient (il peut utiliser des extraits allergéniques commerciaux ou des tests « natifs », souvent utilisés pour les allergies alimentaires. En effet, utiliser le produit frais naturellement est plus fiable pour certains aliments).

Il effectue ensuite une micropiqûre dans le centre de chaque goutte. Vingt minutes plus tard, il peut « lire » le résultat en vérifiant les réactions sur la peau pour chaque allergène. Si en effet un bouton de type urticaire se développe, l'allergie est détectée.

Afin de confirmer cette première lecture, l'allergologue va prescrire une prise de sang destinée à connaître le taux d'IgE dans le sang qui permettra d'identifier les potentielles réactivités croisées et la conduite à tenir en suivant.

L'allergologue peut avoir besoin dans certains cas de procéder à un test de provocation qui consistera à approcher l'allergène directement à la bouche du patient allergique. Ce test se pratique en milieu hospitalier et sous étroite surveillance.

L'allergie, ça se soigne ?

Lorsque le niveau d'allergie est assez élevé et qu'il peut déclencher un symptôme grave, l'allergologue préconise une éviction totale de l'allergène : le sujet doit « filtrer » toute son alimentation et ne doit en aucun cas ingérer l'aliment incriminé.

Lorsque le patient peut consommer de toutes petites quantités de l'allergène (par exemple s'il ne réagit pas aux « traces »), il est important qu'il continue à en manger pour maintenir un contact avec l'aliment incriminé et favoriser l'apparition de la tolérance alimentaire.

En cas de crise, le sujet allergique trouvera dans sa trousse de secours qu'il emportera partout avec lui :

- un antihistaminique qui calmera les premiers symptômes légers de type démangeaison ;

- un corticoïde qui traitera des symptômes plus importants tels qu'une urticaire ;

- un bronchodilatateur qui aidera en cas de difficultés respiratoires ;

- et un stylo injecteur d'adrénaline dont l'utilisation sera impérative en cas d'œdème de Quincke avancé ou choc anaphylactique.

Il est ensuite possible selon l'allergène de rééduquer le système immunitaire pour l'aider à analyser à nouveau cet aliment. On appelle cette étape la désensibilisation ou réintroduction. Cela consiste à ingérer de très faibles doses d'allergènes à un rythme plus ou moins régulier et sous étroite surveillance.

Cette réintroduction peut se faire au sein du cabinet de l'allergologue, puis lorsque les parents d'un enfant allergique ou le sujet lui-même prennent confiance, ils peuvent introduire progressivement l'aliment eux-mêmes au sein du foyer.

TÉMOIGNAGES DES PROCHES

J'ai demandé aux personnes proches de nous si elles avaient un évènement marquant à nous raconter, ce qu'elles avaient ressenti à cet instant. Voici leurs témoignages.

Je savais que ma sœur arrivait avec ses enfants. Elle m'avait envoyé un mail avec la liste des ingrédients à éviter. La veille, j'ai été faire mes courses pour trouver quelque chose de compatible pour pouvoir faire à manger à tout le monde.

Je me suis retrouvée bien embêtée devant un pot de sauce tomates à lire, relire et re-relire les ingrédients pendant au moins 15 minutes en comparant avec le mail que j'avais imprimé pour être sûre de ne pas faire d'erreurs. J'ai fini par l'acheter.

Une fois arrivée à la maison, j'ai relu encore et encore les ingrédients. Je stressais vraiment en faisant à manger. J'avais tellement peur de faire une erreur.

Ma sœur a regardé les ingrédients en arrivant. J'étais ainsi rassurée et tout le monde s'est régalé.

Je me suis rendu compte que la vie d'un allergique est très compliquée et qu'il faut toujours faire attention à tout. C'est contraignant. On ne peut pas donner quelque chose à la légère. Je me sentais toujours en stress, en ayant peur qu'il vienne chiper quelque chose dans la cuisine.

Même quand ma sœur ne venait pas, je m'étais surprise à regarder les étiquettes de ce que l'on achetait. Je tentais de repérer les termes en essayant de voir ce que Nico pourrait manger ou non.

Bravo à la maman qui a dû bien stresser et à Nico qui a eu la sagesse des refus qui lui ont permis de rester parmi nous. Maintenant que tout cela est terminé, tout le monde est serein et il peut manger tout ce qu'il veut sans inquiétude, c'est génial !

Tata Sandrine

J'ai toujours eu peur de lui donner des choses qu'il ne fallait pas. C'était stressant. Il fallait regarder sur tous les paquets tout ce qu'il fallait pour qu'il ne soit pas malade.

Je me rappelle que ma fille avait mis des étiquettes partout pour que je ne me trompe pas. J'étais ravie lorsqu'ils venaient, mais en même temps, j'étais stressée pour la préparation des repas. Je réfléchissais toujours si je pouvais lui donner quelque chose ou pas.

Je me souviens des pommades à badigeonner tous les jours pour soulager les démangeaisons.

Je suis bien contente qu'il ne soit plus allergique. Il est mieux dans sa peau aujourd'hui.

Ma fille a beaucoup moins de soucis aujourd'hui, enfin, disons que ce ne sont plus les mêmes... (*Rires*)

Mamie Monique C.

Je suis une amie de Nicolas. On était ensemble à l'école Notre Dame de la Salette à St Alban Leysse.

Je connais ses problèmes de santé, ses allergies. J'ai des problèmes comme Nicolas d'allergie et je me souviens que l'on était tous les deux avec notre glacière pour manger à la cantine. Il y a même une fois où ils se sont trompés et ils ont échangé nos assiettes. Heureusement qu'il n'y avait pas d'arachide dans le plat de Nicolas car j'avais commencé à en manger.

Aujourd'hui, je suis contente de participer au livre de Véro, en faisant des dessins sur l'histoire de Nicolas.

Milena

J'ai un premier souvenir : je revois les étiquettes « oui » et « non » sur toutes les boîtes plastiques dans mon cellier ! C'était plutôt rigolo !

Par contre, j'ai également un souvenir moins drôle : nous avions emmené Nicolas aux urgences. Il avait mangé une miette de pain viennois. Il commençait une crise d'urticaire qui pouvait conduire à l'œdème de Quincke qu'il avait déjà fait.

On nous a fait attendre une demi-heure alors que nous avions expliqué son allergie et son œdème de Quincke. Heureusement, avant de partir, sa maman avait fait prendre de la cortisone à Nicolas.

J'ai été me fâcher auprès d'une infirmière qui m'a demandé de retourner attendre !

Au bout d'un moment, Nicolas commençait à courir partout dans le couloir. On pouvait voir qu'il allait mieux. Nous sommes alors partis sans qu'il n'ait été vu par aucun médecin.

Ma fille s'est bien débrouillée. Elle a tenu à bout de bras la gestion de l'allergie de son fils. Elle s'est toujours battue pour que Nicolas puisse vivre avec son allergie, sans trop de contraintes pour lui et ce, sans trop s'occuper du regard que pouvaient avoir « les autres ».

Papi Jean-Marie

Je me souviens quand j'ai été faire les courses avec ma sœur et quand nous avons mis ensuite les étiquettes « oui » et « non » sur les paquets.

Pour les courses, je regardais les ingrédients sur le paquet. Si je trouvais un « E... » qui n'allait pas, je le reposais. Si je ne trouvais rien de la liste à éviter, je regardais encore dix fois pour le donner à ma sœur pour vérification.

De retour à la maison, il fallait mettre des étiquettes vertes pour ce que Nico pouvait manger et des rouges sur ce qu'il n'avait pas le droit de toucher.

Là encore, pour les rouges, c'était facile, mais pour les vertes, je disais à ma sœur « *C'est toi qui les colle !* ». Si je me trompais, je préférais qu'il ne touche pas quelque chose qu'il avait le droit de manger plutôt que l'inverse !

Je trouvais aussi que Nico avait pris une très grande maturité par rapport à son allergie. Quand quelqu'un d'autre que sa maman lui tendait un aliment, il demandait spontanément : « Il y a des œufs dedans ? »

Tatie Vanessa

Je me souviens d'un mariage d'une amie commune. Je revois Véro en train de stresser, car elle avait peur que Nico mange des choses qui étaient sur le buffet en libre-service. La mariée ne comprenait pas et pensait que Véro en faisait trop. Ma fille est allergique à l'arachide, je sais donc ce que c'est. J'ai tenté de l'expliquer à notre amie nouvelle mariée. En effet, nous étions en pleine campagne et s'il arrivait quelque chose, nous étions loin de tout. Je comprenais bien le stress de Véronique, qui d'ailleurs n'est pas restée très longtemps au mariage (*rire*).

Elle disait tout le temps « *Il mangera au goûter, j'ai ce qu'il faut. On s'arrêtera sur la route* ». En effet, elle était sur le trajet pour aller chez ses parents et elle faisait une halte pour assister au mariage.

Je trouve honnêtement que Véro s'est bien débrouillée. Elle a tout géré au niveau de l'allergie, malgré l'incompréhension de beaucoup de personnes qui pensaient qu'elle amplifiait le phénomène.

De l'extérieur, on sentait bien son stress, mais on ne pouvait pas en imaginer la véritable raison. On pouvait penser en effet qu'elle exagérait. On comprend mieux à la lecture de son livre l'importance de l'éviction et du danger que Nicolas courait. Les gens ne comprenaient pas son combat.

Je la comprends parfaitement aujourd'hui. Je vis la même chose. Mes amis ne comprennent pas que ma fille se sente mal à côté d'une bouteille ouverte d'huile de noisette. Et pourtant, la simple émanation de cette huile suffit à causer une réaction allergique !

Claudine

À mes amis, ma famille, je vous remercie pour ces témoignages qui me touchent beaucoup. Je n'imaginais pas le stress que cela engendrait chez les autres. Quant à l'incompréhension des autres, je crois que je m'y étais habituée... et ma seule préoccupation était que Nicolas ne soit pas en danger. J'occultais ce que les autres pouvaient en penser.

Merci à vous de m'avoir épaulée dans ces instants.

J'espère que cette vision de l'entourage pourra aider également les proches d'un enfant allergique à comprendre :

- ce que nous pouvons vivre au quotidien,

- les réactions des parents de l'enfant allergique,

- et tout simplement que le régime de cet enfant n'est pas un caprice des parents, mais une nécessité à son bien-être et dans certains cas, comme pour celui de Nicolas, à sa survie.

LE MOT DE LA FIN

Toutes ces années, nous avons progressé au fil du temps vers une alimentation variée sans plus nous soucier si l'œuf faisait partie des ingrédients ou non.

Ce passage de notre vie m'aura permis de me soucier du contenu de ce que les industriels nous font manger et à plus cuisiner par moi-même avec des aliments de base. Aujourd'hui, je regarde encore les ingrédients de ce que j'achète, mais plus pour les mêmes raisons.

Quant à Nicolas, c'est un garçon plein d'entrain avec un petit appétit certes. De temps à autre, des plaques d'eczémas viennent ici et là, et repartent discrètement. Est-ce une réaction allergique ou d'anxiété ? Nous ne nous posons plus la question et la vie continue.

J'espère par cet ouvrage vous avoir informés sur le monde des allergies, que vous puissiez comprendre et respecter les allergiques que vous croiserez et pour ceux qui vivent l'allergie au quotidien, vous avoir aidés par mes astuces et rassurés par les états d'âme que je vous ai partagés.

Avant de laisser la parole à Nicolas,

Je vous souhaite une longue vie pleine de gourmandises avec ou sans allergène.

Amitiés,

Véronique

INTERVIEW DE NICOLAS

INTERVIEW DE NICOLAS

Nous sommes en 2013, Nicolas a 13 ans.

Il a redécouvert son histoire en lisant ce livre. Puis, je lui ai posé quelques questions :

Maman : Nicolas, peux-tu me dire si tu te souviens de certains épisodes de ta vie d'allergique ?

Nicolas : Oui, je me souviens que j'aimais bien porter ma glacière. Après avoir fait le chemin qui séparait la cantine de l'école, je devais donner ma glacière à « la dame de la cantine ». On pouvait jouer un peu en attendant que les repas soient préparés.

J'aimais bien être installé sur la grande chaise sur laquelle tout le monde voulait être installé, mais moi, on me disait oui, car j'étais allergique.

Un jour Victor a voulu goûter à mon repas. Évidemment, j'ai dit oui, et j'ai voulu goûter au sien. C'étaient des pâtes à la carbonara ! Juste avant que je goûte au sien, une animatrice est venue m'empêcher d'en manger. Je me sentais triste, car tout le monde pouvait manger du mien, mais moi je ne pouvais pas manger le leur. Comme il faut apprendre à donner sans recevoir, c'était injuste.

Je n'aimais pas les prick tests parce que ça picotait.

Je n'aimais pas non plus les prises de sang. C'est horrible tout ce qu'on peut retirer comme sang en une prise ! Mais comme tous les obstacles qu'on a dans la vie, il faut persévérer et être courageux.

Maman : Bravo ! Qu'est ce que tu ressens ou penses maintenant que tu n'es plus allergique ?

Nicolas : Je suis content parce que je peux manger de tout ce que je veux. Je ne suis pas obligé de partager sans rien recevoir et je ne mange plus en dernier.

Ayant bien réfléchi, je préfère être un Monsieur tout le monde.

Maman : Aurais-tu un conseil à donner aux enfants qui sont encore allergiques ?

Nicolas : Allez voir un allergologue, moi je ne suis pas un spécialiste !

Je blaguais, mais il faut persévérer. Des fois, on peut être grincheux. Dans ce cas, moi j'utilise ma télécommande magique qui est dans ma tête. Quand j'appuie sur un bouton, ça me change d'humeur et je deviens positif immédiatement !

Maman : Génial ! Un petit mot pour terminer ?

Nicolas : Je vous souhaite bonne chance et bonne continuation et je souhaite que votre allergie disparaisse !

SOMMAIRE

REMERCIEMENTS 1

PRÉFACE 5

INTRODUCTION 9

DÉCOUVERTE DE L'ALLERGIE 13

    Manger sans oeufs 16

    Allergie au contact..18

    Intégration à l'école 20

    Résultats d'analyse..21

    Comment réagir face à cette allergie ? 23

    Intégration à la cantine 24

    Je ne hais plus les oeufs ! 25

    La fête d'anniversaire 26

    L'appel au service consommateur..27

    Un samedi bien rempli ! 28

        Le matin : fête d'été de la garderie 28

        L'après-midi : L'anniversaire de Corentin..29

    L'anniversaire de Kévin 30

    Manger au restaurant 30

    PAI 2005-2006 32

    Les arômes !!!..34

    Petit tracas du jour..35

LA RÉINTRODUCTION 39

    Visite annuelle chez l'allergologue 40

    Déception... 41

Résultat prise de sang 41

Réintroduction 1er jour 42

Biscuit industriel essai n° 2 43

Réintroduction, on passe à la brioche !....................44

Quelques plaques d'eczéma..45

Réintroduction : toujours en stand-by 45

L'histoire des tartelettes aux fraises 46

Les oeufs, le retour !..49

Qui s'y frotte, s'y pique...
m'énerve la dermatite..50

Trois jours à la maison de l'enfance 51

    C'était le bon temps... 51

    Et ça recommence... 51

    Inscription..51

    Premier jour 52

    Deuxième jour 53

    Troisième jour 53

    Bilan..53

Un petit peu de temps en temps................................54

C'est les vacances !..55

Un oeuf dans le gâteau fait maison !....................56

L'anniversaire de Victor...57

Gâteau avec un oeuf, mais cuit moins longtemps... 58

Patozeu ? Oui des pâtes aux oeufs frais !...........58

Réintroduction maison :
deux oeufs dans le gâteau !....................................59

Réintroduction : un jaune d'oeuf bien cuit ! 59

Un nouveau plat en dégustation... 61

Réintroduction maison :
la mayonnaise industrielle..62

Les petits débrouillards 63

Crêpozeu ! 65

Un oeuf à la coque s'il-vous-plaît ! 66

De l'eczéma sur le visage..67

De vrais oeufs au plat 67

C'est pas gagné ! 68

Régime sans oeufs et avec eczéma... 69

Visite chez l'allergologue 70

Les résultats de la prise de sang Juin 2007........................71

Changement de médecin 72

L'ALLERGIE, C'EST FINI !...75

Rendez-vous avec une nouvelle
Madame Allergo 77

On marche sur la tête !..78

Officialisation de la situation !.....................................79

Nicolas apprend la nouvelle 80

L'APRES ALLERGIE..83

CONSEILS ET ASTUCES 87

Faire ses courses 90

Les conseils :..92

En parler à l'enfant allergique 93

Gérer à la maison 96

Tout le monde au régime ? 96

Repérage ! 98

Noël et son calendrier de l'avent 99

Préparer les repas 99

Gérer à l'école, au centre de loisirs,
chez la nounou 101

Le PAI 102

La trousse de secours 103

Compréhension des autres...105

Ne pas rester isolé 106

PRÉSENTATION DE L'AFPRAL...107

QUELQUES NOTIONS THÉORIQUES 111

Qu'est-ce donc qu'une allergie alimentaire ? 114

Comment devient-on allergique ?...................................115

Quels en sont les symptômes ?......................................116

A quels aliments pouvons-nous
être allergiques ? 118

Attention cependant aux allergies croisées ! 119

Comment découvre-t-on une allergie ? 121

L'allergie, ça se soigne ? 122

TÉMOIGNAGES DES PROCHES 123

LE MOT DE LA FIN..133

INTERVIEW DE NICOLAS 137

Table des illustrations

Dessins © Milena PERRIER

Merci 3
Œuf intelligent...11
....et suivantes
Sans œuf...16
Ampoule..17
....et suivantes
Contact 19
J'aime les œufs..25
Glace 31
Prick-tests 40
Plateau biscuits 43
Brioche..44
Les œufs, le retour..49
Les vacances...55
Cake deux œufs...59
Tube mayonnaise.. 62
Crêpozeu 65
Œuf au plat... 67
Effet parapluie.. 91
Trousse de secours... 103

Dessins © Emilie BECHELOT

Serpentin 26
Bonbons 30
Stylo injecteur...33
Tartelette aux fraises.......................................48
Surimi 52
Cake avec un œuf...56
Chapeau anniversaire 57
Tube cortisone 69
Barque 79

Enveloppe...81
Champignon...114

Dessin © Nicolas BECHELOT

Smiley triste 41

Dessin © Véronique CASTAYBERT

Etiquettes 98

Photos © Véronique CASTAYBERT

Trousse de secours 20
Glacière orange 24
Nicolas 32
Bugnes...46
Calendrier de l'avent 99

Logo © AFPRAL
Logo..109